영어권 의료관광 통번역 연습

본 과제(결과물)는 교육과학기술부의 재원으로 한국연구재단의 지원을 받아 수행된 광역경제권 선도산업 인재양성사업의 연구결과입니다.

영어권 의료관광 통번역 연습

| 권은경 지음 |

小花

머리말

20세기에 들어서면서 전반적으로 소득이 증가하고 국제화 전략에 맞춘 출입국 절차의 간소화 등으로 세계는 관광산업 전쟁 중이다. 각국은 자국의 관광 자원 홍보와 최상의 서비스 제공을 위해 다각적인 노력을 기울이고 있다. 이러한 흐름 속에서 새롭게 부상하고 있는 의료관광은 새로운 관광의 패러다임으로서 고부가가치를 양상할 신성장 동력 사업으로 각광받고 있다. 현재 의료관광을 하는 인구는 전 세계적으로 80만 명에서 100만 명 이상으로 추정되고 있는 실정이며, 향후 1년에 50% 이상의 성장률이 예상되는 분야이기도 하다.

한국도 이러한 국제적 흐름에 맞추어 다양한 의료관광 상품을 개발하고 마케팅 전략을 구가하고 있다. 정부의 의료관광 사업 추진 이후 꾸준히 외국인 환자들이 증가하고 있으며 미래의 세계 의료 무역에서 선취점을 확보하기 위해 진일보하고 있다.

앞으로 한국을 방문하는 외국인 환자들에게 최상의 서비스를 제공하고 전반적인 의료관광 사업을 성장시키기 위해서 가장 요구되는 선결 조건은 언어 인프라의 구축이다. 외국인 환자들이 의사소통에 불편함이 없도록 해외 홍보, 마케팅, 진료에 이르기까지 전 과정을 필요한 언어로 통번역할 수 있는 인프라를 보유해야 한다. 특히 국제 공용어인 영어 지원 프로그램이 시급하다. 현재 의료시설 및 진료, 의료진 등 의료 서비스와 관련된 모든 분야의 영어 지원이 부실한 상태이다. 한국이 우수한 의료 기술을 세계에 알리고 의료 강국으로 거듭나기 위해서는 외국어 교육이 필수라고 하겠다.

이렇게 의료강국을 지향하는 정부의 지원과 계획의 일환으로 진행된 이 책 또한 한국이 의료 글로벌 시대를 선도하는 데 작은 보탬이 되고자 한다.

저자는 의료관광으로 국내에 유입되는 환자들을 직접 대해야 하는 병원 관계자 및 의료 통번역 전문가를 꿈꾸는 학생들을 위해 의료관광 프로세싱, 의료 통번역사의 의미와 그들의 업무, 현장 의료 서비스, 사후 관리에 이르기까지 필요한 언어(영어) 작업 전반을 다루고자 한다.

이 책은 의료 공급자와 소비자 사이에 진행되는 프로세싱과 의사소통의 방식에 대한 기본 이해를 바탕으로 통번역사의 역할을 설명하고 언어 실력 향상을 추구할 수 있도록 구성되어 있다.

제1부는 통번역의 일반론을 다루고 있다. 통번역에 대한 기본 지식을 습득하고 있어야 그 한 분파인 의료 통역의 본질을 이해할 수 있기 때문이다. 통번역의 역사, 방식, 고려 요소 등에 대해 다루고 커뮤니티 통역에 분류되는 의료 통역의 출현 배경 및 현 상황, 요인 등에 대해 이론적 접근을 시도하였다.

제2부는 1부에서 다루었던 이론적 배경이 실제 의료현장에서 어떻게 쓰이고 있는지 확인하기 위해 커뮤니케이션 실제를 다루고 있다. 의료 통역의 프로세싱은 의료관광 프로세싱 업무와 병원 업무가 결합된 통합 프로세싱이라고 할 수 있다. 통역사는 해외 환자와 에이전시, 의료기관, 의료진 사이에서 일어나는 모든 과정의 언어 작업에 참여해야 하는 전문가이다. 따라서 이러한 의료 통역사의 업무에 필요한 실전 영어를 중심으로 교재를 구성하였다. 해외 환자 유치 및 상담, 진료 및 치료, 사후 관리에 이르기까지 의료 프로세싱을 체계적인 순서로 정리하고 이 각각의 과정에 필요한 영어 표현들을 소개하고 있다. 특히 의료관광의 목적으로 한국으로 유입될 잠재 고객의 질환을 특화하여 통역사가 숙지하고 있어야 할 언어 및 의료 지식에 대한 실제 표현을 싣고 있다. 의료 통번역에 관심을 가지고 있는 학생이나, 의료 서비스 종사자들, 그 밖의 많은 분들에게 유용한 교재가 되기를 바란다.

이 책을 완성하기까지 제일 가까운 곳에서 격려해 주신 주영탁 교수님, 그리고 의료관광 사업에 대해 많은 공감을 표현해 주신 김번 교수님께 감사드린다. 그리고 의료관광 사업을 통해 한층 성장할 수 있도록 이끌어주신 송승철 교수님께 감사의 말씀을 드린다.

2011년 12월

권은경

차례

I. 통번역 일반론

I. 통번역 일반론

1. 통역

1) 통역이란 무엇인가

정부의 의료관광 프로젝트 사업 추진으로 의료 통역에 대한 관심이 증폭되고 의료 통역사에 대한 수요 창출이 요구되는 시점과 맞물려 통번역에 대한 전반적인 관심들이 증가한 것으로 보인다. 이 교재는 의료 통역에 대한 문제를 다루기 위해 우선 통번역과 커뮤니케이션의 일반론에 대해 살펴 통번역에 대한 이해를 충족한 후 구체적 분야인 의료 통역에 대해 자세히 다루고자 한다.

통역하다(interpret)의 어원은 '설명(상술)하다', '이해하다'의 의미를 지닌 'interpretari', 중간자, 번역사(agent, translator)의 뜻인 inter에, 어원이 확실치는 않지만 "외국으로 퍼짐(to spread abroad)"의 뜻을 포함하고 있는 'prath-'가 결합된 단어이다. 이 복잡한 어원에서 알 수 있는 것은 통역한다는 의미는 외국어 사이에서 중간자로서 언어를 해석하고 상술하여 이해시키는 작업을 총칭한다고 볼 수 있다. 그러나 통역을 어떻게 정의내리고 그 영역을 어디까지 경계지을 것인가 하는 문제는 상당히 고민스런 작업이다.

초기 통역 연구가들이 통역의 개념을 정리하는 데 가장 중요시했던 요소는 구어적 특성으로 "구어 담화를 구어로 번역하는 것"이 일반적으로 동의된 정의였다. 화자와 청자 사이에서 의사소통이 원활하게 진행되도록 메시지를 전달하는 행위로 간주하였다. 그러나 통역이 구어 중심일 수만은 없다는 의견들이 나오면서 통역의 범주가 확대된다.

통역은 구어와 구어 사이에서, 구어와 문어, 구어와 수화 사이, 기호와 기호 사이에서 이루어지는 포괄적 행위라는 것이 지배적 정의이다. "출발어 텍스트를 도착어 텍스트로 변환하는 과정을 통해 두 텍스트 간에 등가관계가 존재하도록 하는 텍스트 처리 행위", "출발 텍스트를 도착어 및 도착 문화로 전이하는 모든 행위", "출발 텍스트에 구현된 텍스트적 관계를 도착어의 언어체계를 위반하지 않으면서 도착 텍스트로 구현하는 행위" 등으로 정의가 이루어지고 있다.

다시 한 번 정리하자면 통역이란 한 언어에서 다른 언어로 전환되는 과정, 두 개의 다른 언어를 사용하여, 텍스트의 메시지와 의미의 등가가 충실히 성립되도록 하여, 메시지와 의미의 소통이 이루어지는 커뮤니케이션 행위라고 할 수 있다.

2) 담화의 이해와 통역

사람간의 대화는 오랫동안 축적된 언어 및 문화적 관습, 지식과 경험을 공유하고 어떤 상황에 대한 상호 주관적인 이해력을 바탕으로 이루어진다. 따라서 언어 능력은 이러한 관습과 방식에 대한 인지 능력을 요구한다. 이것을 스키마(Schema)라고 하는데 스키마란 기억 속의 체계적이고 조직적으로 저장되어 있는 지식의 구조로 여기에는 언어적 지식과 경험을 통해 획득한 지식까지 총망라되어 있다. 즉, 스키마는 언어 공동체 구성원들의 문화와 관습, 경험, 제도 및 일의 표준 방식, 사물에 대한 이해 등에 대해 공유하는 일련의 방식이다. 이러한 스키마를 결정짓는 요소들로는 인류학적, 민족적 양상에서부터 언어문화, 심리, 인지적 요소 들이 있다. 스키마는 인류 보편성을 지니면서 동시에 고유적 양식이다. 그리고 이 스키마는 시간과 공간의 흐름 속에서 차이를 드러낸다. 공시적, 통시적 의미에서 사람들의 경험이 달라지고 이해 방식 또한 차이가 나기 때문이다. 각 언어 공동체는 그들만의 독특한 스키마를 내재하고 있어 서로 다른 언어를 구사하는 집단이 대면하게 될 상황에서 이 스키마는 핵심적 역할을 수행한다. 따라서 통역사는 각 언어 집단이 조직하고 있는 스키마에 대해 이해해야 한다. 특정 스키마 구조 안의 한 언어 집단이 가진 언어 사용의 양상 및 상호 작용 구조를 명확히 이해하여 다른 스키마 구조의 언어 집단의 언어와 구조로 전달해야 한다. 따라서 이때 통역사는 양 언어 집단의 총체적 방식에 대해 잘 인지하고 있어야 한다. 통역사는 양 언어의 매개자로서 이 스키마의 차이를 고려해 언어적 오해가 없도록 해야 한다. 통역사는 단어와 문장의 의미를 바탕으로 요지를 정확히 파악하며 언어 집단의 일반화 양식이나 생략 규칙 등을 감지하여 모호한 상황이 일어나지 않도록 집중해야 한다.

담화는 한 언어 집단의 모든 요소들이 복잡하게 얽히며 총망라되어 있는 구조이다. 이러한 한 언어 집단의 담화를 이해하여 이를 다른 언어로 전환해야 하는 통역사는 고도의 능력을 갖추어야 한다. 언어를 구사하는 데 있어 사고의 모드를 순발력 있게 전환해야 하고 한 언어의 미시적, 거시적 구조를 이해하여 효율적이고 경제적인 방식으로 언어를 전환해야 한다. 다시 말해 통역사는 담화의 최하단위인 언어 단서에서부터 한 언어 집단의 스키마라는 보편적 구조에 이르는 전 과정을 짧은 시간 안에 숙지하고 집약적으로 통역하는 능력을 배양해야 한다.

3) 커뮤니케이션

통역은 두 언어 사이에서 이루어지는 의사소통, 즉 커뮤니케이션 행위이다. 따라서 통역의 프로세스를 이해하기 위해서는 커뮤니케이션의 속성과 그 과정을 인지하는 것이 선행되어야 한다.

커뮤니케이션이란 동일한 의사소통 참여자들이 정보를 전달하고 교환하는 과정을 의미한다. 이때 지식과 경험을 제공하고 공유하며 구어와 문어의 교환 외에 표정, 아이 컨택트, 보디랭기지, 수신호 등의 제스처가 중요한 기능을 한다.

커뮤니케이션은 메시지 발신자, 메시지, 메시지 수신자 그리고 메시지 소통 상황으로 구성되어 있다. 여기에서 메시지 전달자와 수신자는 서로 다른 개체일 수도, 동일인물일 수도 있다. 메시지는 지식과 경험, 태도, 감정까지 포함하는 총체적 정보 전달을 위한 형태와 내용으로 구성되어 있다. 마지막으로 커뮤니케이션 상황은 소통 행위 전체를 아우르는 조건으로 동일한 메시지라고 하더라도 상황에 따라 메시지의 의미에 변화를 일으킬 수 있다. 커뮤니케이션의 전달, 수신의 방식이 달라질 수도 있으며 그 결과로 커뮤니케이션의 성공과 실패를 결정지을 수 있다. 두 언어 집단 및 통역사가 융통성을 발휘하여 상황을 긍정적으로 이끌어 가야 한다.

〈표 1〉 커뮤니케이션 구성 요소

	커뮤니케이션 프로세싱	
메시지 이동	정보의 원천	정보의 도착점
메시지 의미화	메시지 생산자	메시지 사용자
	메시지 발신자	메시지 수신자
메시지 행위	메시지 부호화	메시지 탈부호화
메시지 소통	소통	피드백

커뮤니케이션의 성공과 실패는 무엇을 의미하는가? 커뮤니케이션에는 다양한 변수들이 작용하고 따라서 유동적 대응이 요구된다. 그러므로 메시지 전달과 수용의 과정이 초기의 의도대로 진행되었을 때 성공적 커뮤니케이션이라고 할 수 있다. Gutt(1992)의 언급처럼 "소통자가 전달하고자 하는 정보 의도"를 피소통자 또는 청중이 성공적으로 추론해 내는 경우가 되겠다. 이 일차적 커뮤니케이션의 성공은 메시지 전달자와 수용자 사이의 언어 자극이 적정선을 유지하여 메시지 수신자가 메시지 생산자의 정보를 그 의도대로 잘 도출해 내야 한다.

그러나 메시지 해석과 이해만으로 커뮤니케이션이 완료되는 것은 아니다. 담화의 이해에서 미리 언급한 것처럼 커뮤니케이션 역시 인지적 요소 외에 문맥 지식을 총망라하는 기능이 중요하기 때문이다. 이때 이 문맥 지식을 '공유 인지 환경(shared cognitive environment)'이라고 명명한다. 이는 동일한 언어 집단에 소속된 언어 사용자들이 공유하는 가치관, 문화, 사실 등 모든 지식의 총집합체를 가리킨다. 이 공유 환경이 한 언어 집단의 문화에 특수성을 부과한다. 그런데 이러한 문화 특수성으로 이문화 간의 커뮤니케이션에 간극이 발생하게 된다. 통역사는 이 간극에서 메시지 생산자의 2차적 의도까지 메시지 수신자가 유추해 낼 수 있도록 해야 한다. 이 '공유 인지 환경'에 대한 이해가 뒷받침되어야 의미의 이해가 가능하고 명백해진다. 그런데 '공유 인지 환경' 요소에는 비언어적 요소들을 비롯해 암묵적 함축, 무의식적 이해 등 명시되지 않는 메시지 요인들이 상당수 존재한다. 그러므로 메시지 수신자가 한 언어 집단의 비명시적 요인들을 완벽히 이해하기가 쉬운 일은 아니다. 만약 문맥의 간극이 생기게 되면 메시지 의도와 관련해 이해용이성(accessibility) 문제가 발생하여 상호 소통에 장애가 발생할 수 있기 때문이다. 양 언어 집단의 '공유 인지 환경'의 간극을 최대한 메우지 못하면 커뮤니케이션이 성공적이라고 말할 수 없다. 따라서 메시지 전달자는 이문화간의 차이로 인해 발생하는 언어 장벽을 최소화하려는 노력을 기울여야 한다.

성공적인 커뮤니케이션을 위해 고려해야 할 점은 또 있다. 그것은 커뮤니케이션에 참여하는 언어 사용 집단의 협력적 태도이다. 커뮤니케이션 활동 참여자 중 서로의 의사소통이 실패하기를 바라는 당사자는 없다. 각 언어 집단은 유의미한 사실들을 제공하고 서로 오해의 소지가 없도록 상호 협력하여 커뮤니케이션의 성공을 유도해 내야 한다. 이때 통역사는 각 언어 집단의 협력이 헛되지 않도록 중재자로서의 역할도 서슴지 말아야 한다. 커뮤니케이션 현장의 분위기를 고취시키고 각 언어 집단이 화기애애한 분위기를 유지할 수 있도록 현장을 이끌어갈 필요도 있다. 각 언어 집단의 공유 환경 요인들을 고려하여 양 언어 집단에서 등가가 이루어지도록 중개하여 상호 커뮤니케이션의 만족도를 높여야 한다.

4) 통역의 유형 분류

통역은 통역이 필요한 상황, 통역이 이루지는 현장에서의 필요성 등 다양한 변수들에 의해 그 유형 기준이 달라진다. 일반적으로 통역의 분류는 통역이 이루어지는 상황, 통역 방식 그리고 통역 언어의 중개 방향 등에 의해 나누어진다.

먼저, 통역의 상황에 의해 통역을 구분한다면 회의 통역과 커뮤니티 통역으로 나눌 수 있다. 회의 통역은 제1차 세계 대전 당시 연합군의 회의에서 시작되어 1945년 뉘른베르크 재판과 1946년 동경 재판에서 동시통역이 진행되는 발전상을 이루었다(강지혜, 2004: 102). 현재 UN을 비롯한 각종 국제회의 및 정상회담, 세미나 등에서 진행되는 고도의 전문화된 통역 분야이다.

커뮤니티 통역은 주로 이민자들로 구성된 국가에서 발달하게 되었는데 그 국가나 지역 사회의 공식 언어를 제대로 인지하지 못하는 사람들이 차별이나 불이익을 당하지 않도록 제공되는 복지 차원의 통역이다. 이런 이유로 '공공 서비스 통역(public service interpretation)'으로 명하기도 하며 커뮤니케이션 당사자 간의 대화가 중심이기 때문에 '대화통역(dialogue interpretation)'이라고 불리기도 한다. 공식어에 대한 이해가 부족한 다중언어 사용자들이 교육, 보건, 사법, 이민국 등의 각종 사회 기관을 이용할 때 접근성을 높이고 평등권을 보장하기 위해 이루어지는 지역 사회 밀착형 통역이라고 할 수 있다. 이 교재가 다루고 있는 의료 통역은 이민자들이 의료혜택에서 차별받거나 소외되지 않도록 제공되는 것으로 바로 이 커뮤니티 통역에 속한다.

두 번째 통역의 방식에 따라 '동시통역(simultaneous interpretation)'과 '순차통역(consecutive interpretation)', '위스퍼링(whispering)'으로 나누어진다. 동시통역은 주로 회의 통역에서 이루어지는 방식으로 통역 부스 안에서 헤드셋과 마이크를 이용해 연사가 발화하는 내용을 동시적으로 통역하는 방식이다. 고도의 집중력을 요구하므로 20~30분간 교대하며 통역한다.

다음으로, 순차통역은 연사가 일정 분량의 발화를 끝낸 후 통역을 하는 방식, 즉 연사와 통역사가 교대로 순차적으로 통역하는 방식이다. 동시통역에 비해 시간 제약이 적으며 좀 더 논리적이고 명시적으로 메시지를 전달할 수 있다. 그뿐만 아니라 통역의 과정에서 정확한 이해가 부족할 경우, 연사에게 확인을 할 수 있는 장점이 있다.

위스퍼링은 통역 부스나 헤드셋 등의 장비를 이용하지 않고 근거리에서 속삭이듯 통역을 제공하는 방식이다.

세 번째, 통역 언어의 중개 방향에 의해서 단일방향, 쌍방향 통역으로 나누어진다. 이것은 언어 조합의 방향을 기준으로 삼는 것으로 커뮤니케이션 참가자들의 상호 작용 방식과 관련되어 있다. 단일방향 통역은 회의 통역에서 나타나는 것으로 하나의 언어로 발화되는 내용을 다른 한 언어로 통역하는 것을 말한다. 이와 반대로 쌍방향 통역은 커뮤니케이션 참가자 양쪽의 언어를 모두 사용하여 통역하는 방식을 이른다.

그 밖에 통역은 음성기호와 수화기호를 기준으로 하는 수화통역 등이 있다.

5) 통역과 기억, 노트테이킹 전략

통역사는 고도의 집중력을 발휘하여 연사의 발화를 듣고 그것을 효과적으로 기억해 내야 한다. 자신이 들은 내용을 이해하고 이해한 내용을 실질적으로 기억하는 작업이 통역의 1차 과정이다. 그러므로 통역사는 이 기억력을 향상시키기 위해 끊임없는 노력을 기울여야 한다.

통역사의 기억은 메시지 생산자의 발화를 그대로 암기하는 것이 아니라 주어진 정보를 정확히 분석하고, 이해한 후 등가의 다른 언어로 재구성하여 발화하는 과정까지 훈련하는 고도의 숙련된 작업이다. 통역사는 자신의 메모리 용량을 극대화하도록 노력해야 한다. 그러나 이러한 훈련을 거치더라도 모든 정보를 오류 없이 온전히 기억하는 것은 불가능하다. 이때 발화된 내용을 기억하기 위해 필요한 것이 노트테이킹(notetaking)이다. 노트테이킹은 통역사 개인이 정한 방식으로 기록하면 되는데 발화자의 사고를 한눈에 볼 수 있도록 수직으로 기록하는 것이 좀 더 효과적이며 도착어를 기본으로 적는 것이 권고된다. 그 밖에 통역사 개인이 알아볼 수 있는 각종 기호를 개발하여 기억에 도움을 준다. 노트테이킹은 들는 과정에서 기록하는 보조 수단이므로 적는 분량을 최소화하는 것이 원칙이다. 기록으로 이해 연사의 발화의 흐름을 놓치거나 함축된 의미를 파악하지 못할 경우, 집중하여 듣는 것이 더욱 요구되기 때문이다. K. Dejean이 "노트테이킹은 기억을 도와주는 목발일 뿐 통역사의 기억 그 자체를 대신하는 의족이 아니다"(정호정, 2007: 191)라고 단언한 것처럼 기록보다는 듣기가 우선이다.

통역사는 평소에 자신의 기억 능력을 극대화하는 메모라이즈 훈련을 강화하고 자신만의 기록 체계를 개발하여 좀 더 효율적이고 성공적인 통역이 되도록 노력해야 한다.

2. 번역

번역이란 하나의 언어로 이루어진 원문 텍스트의 의미를 이해하고 이것을 도착어의 텍스트로 재현하는 것을 이른다. 번역 역시 커뮤니케이션의 한 행위이므로 서로 다른 문화권에 대한 이해가 충분히 이루어져야 한다. 인류 보편의 개념이나 어휘 외에 어느 한 문화권에서 쓰이는 독특한 의미를 추론해 언어 전환 시 등가의 효과를 극대화할 수 있어야 한다. 그러나 이러한 이문화 간의 차이로 인해 언어적, 문화적 등가가 어려운 경우가 발생하기 마련이다. 한 언어에 존재하는 기본 언어 단위에서부터 품사, 문법 영역에 이르기까지 상이한 차이가 존재하며 이 외에 한 언어 집단의 스키마 구조 등 문화적 차이까지 존재한다. 따라서 이러한 경우, 번역사는 문맥의 흐름에 포커스를 두며 번역 전환에 심혈을 기울여야 한다.

번역은 목표 언어 텍스트를 이용하여 공동체 구성원이 공감할 수 있는 시니피에로 전환하는 과정이며 이 번역 전환에 번역 기법이 동원된다.

번역 기법은 크게 직접 번역과 간접 번역 전략으로 나뉘는데 먼저 직접 번역 기법에 대해 살펴보도록 하겠다. 직접 번역은 등가의 규칙을 최대한 따르는 것을 원칙으로 진행되는 기법으로 아래의 방법들이 사용된다.

① 차용(borrowing): 등가되는 도착어가 존재하지 않을 경우, 출발어의 음가를 중심으로 전이하는 기법이다. 'key word'를 한국어 '키워드'로 표기하는 방식이 이에 해당된다.
② 모사(calque): 출발어의 어휘와 표현을 축어적으로 번역하는 기법이다.
③ 직역(literal translation): 단어 대 단어, 즉 언어 치환 번역을 가리킨다.

간접 번역 기법은 직접 번역 전략보다 다소 자유로우며 번역사의 재현 능력이 요구된다.

① 치환(transposition): 어휘는 그대로 살리지만 품사어를 교환해 번역하는 기법이다.
② 변조(modulation): 어휘의 관점, 사고 범주를 전환하는 방식으로 'Lost and Found'를 '분실물 센터'로 전환하는 예 등이 속한다.
③ 등가(equivalence): 속담이나 관용어구의 경우, 언어적 등가물로 바꾸는 것이 아니라 도착어 문화에서 통용되는 표현을 찾아 바꾸는 것이다.
④ 번안(adaptation): 이문화 간의 번역에서 도착어 문화에 일치하는 문화 지시 대상이 부재한 경우, 도착어 문화 내에서 대체물을 찾아 옮기는 것이다.

번역사는 다양한 기법으로 최대한 질 높은 번역을 구가하도록 노력해야 한다. 출발 텍스트의 의미적, 기능적, 화용적, 문체적 측면을 고려하여 도착어 사용자의 기대를 충족시켜야 한다. 위에 언급된 기법을 이용하여 도착어에서의 구조, 품사 및 언어 체계 내적 전환 등을 통해 언어 간극을 최대한 좁히고 의미를 최대한 살리는 번역을 실행해야 한다.

지금까지 통번역에 관한 일반론을 개략적으로 설명하였다. 서로 다른 언어 집단 간의 통번역의 문제를 어떻게 정의하고 여러 가지 제반 문제를 어떻게 풀어갈지 논의하였다. 그 과정에서 얻은 결론은 통번역이 커뮤니케이션의 일환임을 환기하고 언어 소통자와의 긍정적 상호 작용을 도출하는 데 기여해야 한다는 사실이다. 이러한 사실에 주목할 때 의료 통역은 그 어느 통역 분야보다 소통의 기술이 요구되는 영역이라고 할 수 있다.

3. 의료 통번역

1) 의료 통번역이란 무엇인가

의료 통역은 통역의 영역 분류에서 커뮤니티 통역에 해당된다. 의료 통역은 외국인이나 공식어 사용이 유창하지 못한 이민자들이 의료시설을 이용하고자 할 때 의사소통을 도모하고 진료의 기회에서 소외되지 않도록 배려하기 위해 제공되는 통역이다. 2010년 미국 인구센서스에 따르면 전체 인구 중 백인은 전체 인구의 72.4%를 차지하고 있으며, 흑인 또는 아프리카계 미국인은 12.6%, 아시아인은 4.8%, 히스패닉 계는 16.3%를 차지하고 있는 것으로 드러난다. 그런데 이때 주목해야 할 사안은 2000년에서 2010년 사이 이민족의 증가 추세이다. 2000년과 2010년 사이 아프리칸 아메리칸은 12.3% 증가하였으며 아시아인은 무려 43.3%, 히스패닉들 역시 43.0% 증가하였다. 히스패닉 및 라틴계 미국인은 국가의 거의 절반을 차지한다고 봐도 과언이 아니며 이들의 인구 증가는 계속될 것이다. 이민자들의 수가 점점 증가할수록 언어가 다양하게 쓰이는데 이는 공식 언어인 영어에서 소외되는 계층이 증가한다는 것을 의미한다. 실제로 2000년 자료에 따르면 4천 5백만 이상의 인구들이 영어 외의 타 언어를 구사하고 있으며 1천 9백만 명이 영어 구사 능력이 제한적(LEP, Limited in English Proficiency)이다. 미국 학생들 중 5%가 이 LEP에 속하며 이러한 인구는 지속적으로 증가할 것이 예상된다.

상황이 이렇다 보니 언어 장벽으로 인해 병의 진단 및 치료 등의 의료 서비스 접근이 용이하지 않아 심각한 의료 문제가 야기될 수 있다. 이민자들의 국가인 미국은 이러한 필요성을 일찍부터 인식하고 1964년 민법 제6조 시민권법(Civil Rights Act of 1964)에 영어가 자유스럽지 않은 환자에게 의료 서비스를 보장하기 위해 의료 통역사를 이용할 수 있다고 명시하였다. 이 후 각 주정부와 의료기관들은 의료 서비스 평등 이념을 실행하기 위해 의료 통역 지원을 적극적으로 펼치고 있다.

의료 통역사는 의료 환경에서 일을 할 수 있도록 특별 훈련을 받은 전문 통역사로서 서로 다른 언어를 구사하는 의료진과 환자 사이에서 언어적 갭을 메우고 의사소통이 가능하도록 도와 환자가 필요한 의료 케어를 받도록 돕는 조력자이다.

이때 통역사는 언어 장벽으로 인해 진료 서비스를 제대로 받을 수 없는 집단을 대변하고 옹호하는 긍정적 역할을 하게 된다. 통역사들의 이런 역할로 인해 의료시설 측에서는 의료적 실수나 의료사고의 위험을 방지할 수 있다. 그리고 타 언어 사용 이민자에게 건강 케어와 치료 선택에 대해 정보를 제공하여 환자의 건강을 향상시킴으로써 의료비용 또한 절감하는 효과를 가져올 수 있다. 하버드 대학의 한 연구에 의하면 통역사의 개입으로 메디케어 환자의 의료비용이 무려 20%나 절감된 사례가 있다.

이처럼 의료 통역사는 단순한 언어 중개자 역할을 뛰어넘어 지역 사회와 더 나아가서는 국가 전체에 기여하는 중요 역할을 한다고 볼 수 있다.

2) 의료 통역사의 현황

Hsieh(2003)에 따르면 통역사는 다섯 유형으로 나뉜다. 먼저, Chance Interpreter라고 하여 환자의 가족 및 친척 중에서 우연히 통역을 맡은 사람, 둘째, 이중언어 사용자 중 병원의 직원이 담당하거나, 셋째, 이중언어 사용자 중 병원 진료관련 직원, 넷째, 전화통역사 그리고 마지막으로 전문 의료 통역사로 나눈다. Hsieh의 구분으로 미루어 짐작할 수 있는 것은 의료현장에서 통역의 많은 부분이 일시적이고 비전문적으로 이루어진다는 사실이다. 현재 자격을 갖춘 통역사를 고용하지 않는 일부 병원에서는 아직도 가족이나 친척 중 언어가 가능한 사람을 통해 의사소통을 해결하는 경우가 있다. 그러나 이러한 경우, 의료와 관련된 전문용어에 대한 이해가 부족하거나 통역 시에 환자나 의료진의 말을 수정하거나 편집 내지 설명을 덧붙여 의사소통을 도모하기보다 오히려 방해를 하는 경우가 발생한다. 이는 환자의 안위와도 직결된 문제이므로 의료복지를 위해서라도 언어 능력과 전문적 의료 지식을 겸비한 의료 통역사를 배양하는 것이 요구된다.

대체로 의료 통역의 기반을 이루고 있다고 할 수 있는 미국의 경우, 검증된 의료 통역사를 길러내기 위해 다각도의 노력을 기울이고 있다. 1994년 발족한 국가 의료 통역협회(NCIHC, National Council for Interpreting in Health Care)는 의료 통역의 윤리강령(National Code of Ethics for Interpreters in Health Care)과 통역 시행 표준(National Standards of Practice for Interpreters in Health Care)을 설립하여 좀 더 공신력 있는 통역이 되도록 노력하고 있다. 이 뒤를 이어 매사추세츠 의료통역협회(MMIA, the Massachusettes Medical Interpreters Association)가 1995년 이후로 인증 프로그램을 개발하고 있다. 2003년 캘리포니아 의료통역협회(CHIA, California Healthcare Interpreters Association)와 손잡고 스페인어 의료 통역 테스트를 추진하였다. 이후 여러 기관들이 공조를 통해 좀 더 발전된 교육 및 인증 프로그램을 개발하고 의료 통역사의 자질을 향상시키는 지속적 교육도 확대해 나가고자 한다. 워싱턴 주의 경우, 워싱턴 보건 협회(Washington State Department of Social and Health Services)에서 의료 통역 자격증(certificate)을 부과하고 있다. 이 자격증을 소지한 의료 통역사들은 통역에이전시에 소속되어 의료현장으로 파견되고 있다. 캘리포니아 주의 경우, 히스패닉들과 한국인을 포함한 아시안 인종들의 언어 문제를 보조하기 위해 캘리포니아 의료통역협회(California Healthcare Interpreters Association)에서 양성 프로그램을 이수하고 테스트에 통과한 사람에게 통역사의 자격을 부여하고 있다. 뉴욕 주의 경우, 이미 주 내의 모든 병원이 한국어 · 스페인어 등 인근 지역에서 가장 많이 쓰는 20개 언어에 대한 통역을 의무적으로 제공하도록 하고 있다. 그 외 다수의 주에서 의료 통역사를 양성하는 교육 프로그램들을 운영하고 테스트를 개발하여 수요가 폭발하고 있는 의료 통역사를 충족하려고 노력 중이다. 그러나 최근의 미국 경제 상황이 악화되면서 의료 통역사에 대한 주정부의 지원이 현저하게 감소하고 있어 우려의 목소리가 높다. 워싱턴 주는 올림피아(Oympia)와 야키마(Yakima)를 제외하고 테스트 사이트를 폐쇄한 실정이며 재정난을 겪고 있는 많은 주에서 환자에게 제공되던 의료 통역 지원을 끊고 있는 상황이다. 의료 통역사의 역할이 더욱 요구되는 시점에 이에 반한 현상으로 인해 많은 이민자들의 어려움이 예상된다.

한국의 경우, 의료 통역 분야는 현재 불모지나 다름없다. 국제 진료소를 운영하는 병원에서조차 주먹구구식으로 운영되고 있는 상황이라 다가올 의료국제화에 전혀 대비하지 못하고 있는 실정이다.

2010년 6월 의료관광 사업의 일환으로 한림대 의료관광 통번역 직종 학생들과 L.A.를 방문하였는데 이 방문의 목적은 미국 의료체계의 장단점을 이해하고 동시에 한국 의료관광의 가능성을 연구하는 것이었다. 이 연수 프로그램을 통해 우리는 일반 병원에서부터 치과에 이르기까지 미국의 전반적인 의료제도 및 의료시설에 대해 알 수 있었으며 높은 의료비용으로 고통 받는 미국인들에게 해외로 의료관광을 떠나는 것이 점점 일반화되고 있다는 사실도 알게 되었다. 이와 관련해 의료관광 사업의 선두 에이전시인 Planet Hospital의 대표자, Rudy Rupak 씨를 만나 그와 함께 세계 전반의 의료관광 흐름에 대해 논의하였는데 이 과정을 통해 이미 전 세계가 의료문제를 21세기 최대의 신성장 사업 분야로 지목하고 경쟁에 돌입했음을 확인했다. 미국의 병원들도 아시아나 중동의 최고 부유층을 끌어들이는 의료관광을 마케팅하고 있으며 동시에 많은 미국인들이 자국 의료의 고비용을 피해 제3국으로 의료관광을 선택하고 있는 실정이었다. 따라서 전 세계적으로 의료관광을 목적으로 하는 유동인구가 폭발할 것으로 예상되는 가운데 한국의 의료관광 사업의 비전에 대한 논의도 뜨거웠다. Rupak 씨는 자신의 에이전시에서 한국으로 환자를 송출한 경험을 예로 들며 한국의 의료관광 진행상황과 제반 문제들에 대해 정보를 제공하였다. 그는 한국이 뛰어난 의료 수준과, 기술, 의료장비 그리고 친절한 서비스 등으로 의료관광 인바운드(inbound) 국가로서 많은 가능성이 있음을 시사하였다. 그러나 동시에 한국 의료의 문제점으로 의사소통의 한계와 의사들의 권위 의식을 지적하였다. Planet Hospital에서 한국으로 보낸 환자들의 설문조사 결과, 의료 수준과 의사들의 의료 기술, 위생 등 의료시설과 의료진의 질을 묻는 조항에서는 모두 우수하다는 평가를 받았다. 그러나 의료진과의 의사소통

면에서는 모두 최하점을 받았다. 일단 환자가 한국을 방문하기 전에 한국 병원의 의사와 충분한 상의를 하지 못했으며 환자가 의사를 대면할 때도 환자를 만족시킬 만큼의 진료가 소통되지 않은 것으로 드러났다. 이는 한국 의사들이 환자들에 대해 보이는 권위적인 태도와 경직된 의료 문화에서 비롯된 것으로 보이며 무엇보다 외국어 실력의 부족에서 기인한다는 지적이다. Rupak 씨와의 토론에서 그가 거듭 강조한 것은 언어문제, 소통의 문제였다. 해외로 의료관광을 결정한 환자들은 모든 것이 자신의 건강, 생명과 직결되어 있으므로 충분한 의사소통이 이루어지지 않는다면 불안감이 고조될 것이며 이는 자연스레 한국 의료 전반에 대한 불신으로 이어지게 될 것이다. 따라서 한국 정부 또는 한국 병원들이 국내 거주 외국인들을 포함하여 해외 환자들을 유치하여 의료 강국으로 성장하기 위해서는 무엇보다 언어 문제를 해결해야 한다. 의료계에 전문 통번역사를 유치하여 환자들의 미묘한 증상 차이와 욕구의 다양성을 파악하여 정확하게 소통해 줄 수 있는 환경 조성이 시급하다.

우리가 언어 문제의 장벽으로 사업에 제 속도가 붙지 못하고 있는 사이 동남아의 의료관광 강국들은 다양한 언어의 원활한 의사소통을 바탕으로 전 세계 환자들을 끌어들이고 있다. 인도나 싱가포르 등 영어가 공통어인 국가들은 의료진과 환자 사이의 소통이 자유로운 편이며, 태국의 범룽랏병원 같은 경우에는 20여 개 언어의 통역이 가능하도록 인프라를 구축해 놓은 상태이다. 따라서 서구의 환자들이 심리적 부담 없이 의료 치료를 위해 방문하고 있으며 중동이나 동남아시아 부유 국가 환자들 역시 의사소통의 불안 없이 치료 국가를 선택할 수 있다. 이처럼 환자들에게 언어적 장벽이 없거나 낮다는 것은 의료관광의 시작단계에서부터 우위를 점령하는 것이다. 그러나 한국은 아직 전문성을 갖춘 통번역사의 배치가 없는 상태이다. 국제 진료소를 운영하고 있는 병원들의 경우에도 전문적인 통번역사가 존재하고 있지 않다. 외국어를 구사할 줄 아는 의료진을 투입해 그때그때 진료를 돕는 수준일 뿐 의료관광을 목적으로 하는 환자의 전반적 관리에 대한 언어 작업이 전혀 이루어져 있지 않다. 따라서 중증 질환이 발생하거나 응급상황이 발생할 때 외국인 환자들이 의사소통이 가능한 병원으로 이송되어야 하는 불편을 겪고 있다는 이야기를 종종 들을 수 있다. 한국이 의료 강국으로 거점을 확보하기 위해서는 무엇보다 언어 문제 해결에 나서야 한다.

보건 복지부의 통계에 따르면, 한국 정부는 2009년 60,201명의 외국인 환자를 유치하였으며 2013년에는 외국인 환자 20만 명 유치를 목표로 하고 있다. 이러한 의료 강국으로서 거듭나기 위해 한국 의료는 환자들을 모집하고 관리하는 총체적 과정에 외국어 기반 커뮤니케이션 인프라를 구축해야 한다. 현재, 한국의 해외 환자들을 국적별로 보면 미국, 일본,

중국, 러시아 순으로 나타나고 있다.

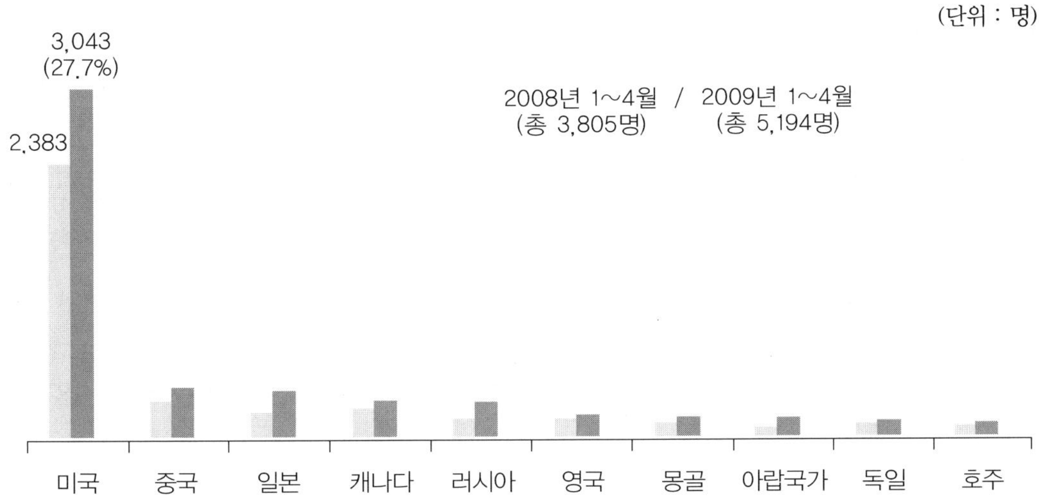

[그림] 의료관광 주요 국가의 현황

〈표 2〉 해외 환자의 연령대/성별/진료과 별 현황

국가명	주요 연령대	주요 성별	상위 진료과
미국	40~60세 미만 40.0%	남성 51.0%	검진센터 17%, 내과 16%, 피부·성형 9%
일본	30~50세 미만 44.3%	여성 79.4%	검진센터 26%, 피부·성형 21%, 내과 13%
중국	20~40세 미만 49.9%	여성 63.8%	피부·성형 32%, 내과 14%, 검진센터 6%
러시아	30~50세 미만 46.3%	남성 51.2%	내과 19%, 검진센터 11%, 피부·성형 11%
중동	30~50세 미만 42.2%	남성 65.3%	내과 15%, 가정의학과 14%, 정형외과 6%

자료: 보건복지부 보도자료, 2010. 4. 27

위의 통계 자료들이 보여 주듯이 국내 거주 외국인의 수가 날이 갈수록 증가하고 있고 성형이나 피부과를 이용하기 위해 관광을 선택하는 해외 관광객의 수가 폭발적으로 증가할 것으로 예상되고 있는 상태이다. 그러나 이렇게 증가하는 잠재적 해외 환자를 유치하는 의료기관들의 대외 해외 네트워크 전략은 취약한 상태이다. 한국 무역협회 김우종, 최용민 연구원의 연구 자료에 따르면 해외 환자 전담부서를 배치하고 있는 의료기관은 18.3%에 불과하다. 39.3%가 통합 부서로 운영하고 있으며 새로운 부서를 개설할 의지를 보인 의료기관도 7.9% 정도밖에 되지 않았다. 게다가 이조차도 계획하지 않는 곳이 34.6%에 이르고 있어 한국에서의 의료 세계화의 길이 요원함을 느끼게 할 정도이다. 이러한 상황에서 외국인 환자를 위한 전문 통번역사 및 코디네이터의 배치 문제가 심각하게 우려되는 상황이다.

전문통역사를 채용하고 있는 병원은 전체의 32.8%에 불과하며 15.1%만의 병원이 차후 채용 의지가 있음을 밝혔다. 계획이 없다고 응답한 의료시설도 52.1%에 이르고 있어 국외 환자를 진료할 전문성을 기대하기 힘들다. 이처럼 한국의 의료기관들이 언어 문제를 등한시하는 한 의료 해외 마케팅에서부터 의료 서비스에 이르기까지 모든 분야에서 세계적 경쟁력을 확보하기 어렵다고 할 수 있겠다. 이러한 1차적 의료 서비스가 제대로 지원되지 않는다면 한국 의료의 세계화는 기대할 수 없다. 비록 소수의 선두 의료기관에서 정부의 지원으로 의료 통역사를 보유하고 있기는 하지만 하루 빨리 의료 제반 사항들에 대한 언어작업이 이루어야 할 것이다.

한양대 국제 협력 병원 김대희 팀장은 의료관광에서 가장 필수적인 요소가 언어 문제 해결임을 강조하고 있다. "의료관광 목적의 외국인 환자를 많이 유치하려면 영어가 유창한 의사와 JCI 인증이 가장 필요합니다. 언어장벽을 뛰어넘는 것이야말로 의료관광에서 성공하기 위한 핵심 요소"라며 "의료진이 영어를 유창하게 할 수 있는지 여부는 매우 중요하다"고 강조했다(닥터스 뉴스, 2009. 4. 23).

김나제스다 통역사는 "대형 병원에서조차 전문가의 필요성을 체감하지 못하는 실정"이라며 안타까움을 토로했다. 앞으로 해외환자 유치가 본격화돼 환자 수가 늘어나고 중증 환자의 진료가 많아질수록 의료 전문통역사의 역할이 더욱 중요해진다는 설명이다.

다행히, 의료 현장에서 요구되는 통역사에 대한 필요성과 미래의 의료 세계 경쟁력을 인식한 정부는 전문 의료 통번역사 양성사업을 펼치고 있다. 보건복지가족부와 한국보건복지인력개발원은 해외환자유치사업 중 의료 통역사 양성 사업의 일환으로 지난 7월 한국보건복지인력개발원에 의료 통역사 양성 과정을 개설한 지 6개월만인 지난 12일 의료 전문통역사 수료식을 통해 우리나라 최초의 의료 전문통역사를 배출했다. 이번에 제1기 의료통역사 양성 과정 수료생은 총 61명으로, 의료 분야, 의학용어 분야, 통역 분야 및 병원현장실습(의무봉사 100시간 별도)을 포함한 총 200시간/6개월 과정을 통해 경험과 필요한 지식을 습득했다. 이 중에는 의료인 22명을 비롯해 전문통번역사 26명이 포함돼 이 분야 최고의 전문가로 앞으로 현장에서의 활약이 기대된다. 이번에 배출된 의료 통역사는 외국인 환자 유치기관에서 가장 수요가 많은 영어(27명), 중국어(10명), 일본어(10명), 러시아어(10명), 아랍어(4명) 등 총 5개 언어 통역을 담당하게 된다.

복지부 관계자는 "이번에 배출된 의료 통역사들은 외국인 환자들이 현장에서 겪게 되는 가장 큰 어려움 중의 하나인 의료인과의 의사소통 어려움을 해소하고 불만이나 의료사고를 예방하여 한국 의료의 신뢰성을 제고하는 데 일조할 것으로 기대된다"고 밝혔다.

3) 의료 통역사는 무엇을 통역하는가

의료 통역사의 업무의 범위는 어디까지인가? 단순히 의료시설, 즉 병원과 요양시설 등 현장에서 의료적 상황을 관리하는 정도로 봐야 하는가? 피상적으로 의료 통역사를 떠올릴 때 현장 통역으로 그 범위를 제한하는 것이 일반적이다. 그러나 의료 통역사의 역할은 그 어떤 통역사보다 광범위한 업무를 담당해야 하는 고도의 전문직이다.

의료 통역사가 담당하는 통번역의 범위는 크게 5가지로 분류할 수 있다.

통역 업무, 번역 업무, 병원코디 업무 특수 상황 업무, 그리고 전문지식 함양 부문 이렇게 구분할 수 있다. 이 5가지의 분류를 구체적으로 살핀다면 의료 통역사의 직무가 윤곽이 잡힐 것이다.

첫째, 의료 통역사의 1차적 업무인 통역 업무를 살펴보자. 의료 통역은 대상에 따라 의료진과 의료진 사이, 의료진과 환자, 의료진과 보호자 사이에서 이루어진다. 의료진 사이에서 이루어지는 통역은 외국인 환자를 담당했던 외국 거주 의사와 환자에 대해 질의, 응답, 토론을 통역하는 것이다. 해외 의사 사이에서 이루어지므로 원격 통역의 방법이 동원된다. 이때 통역사는 전화나 영상 통역을 하거나 e-mail 서신의 내용을 문장 구역하는 업무를 담당하게 된다. 이 의료진 사이에서 통역할 때, 통역사는 의료에 대한 전문지식을 습득한 상태이어야 하며 각국의 의료 환경이나 문화에 대해 잘 이해하고 있어야 한다. 두 국가의 의료문화 차이로 인해 발생할 수 있는 오해의 소지를 미연에 방지할 수 있어야 한다. 그리고 통역 작업 시 유의할 점은 전화상이나 영상회의를 이용하는 경우, 시간적 제약이 있음을 인지하고 시간을 효율적으로 활용해야 한다.

의료진과 보호자, 의료진과 환자 사이의 통역은 보통 순차 통역으로 이루어지며 통역사는 환자나 보호자가 이해할 수 있는 언어로 교체하여 통역해야 한다. 의료진 사이에서는 전문 의료용어가 그대로 통용될 수 있으나 환자와 보호자의 경우, 이를 좀 더 일반화된 어휘로 풀어서 통역해야 한다. 이를 'lay terms'라고 지칭하는데 통역사는 의료용어에 대한 좀 더 상식적인 어휘도 함께 익히도록 해야 한다.

통역사가 환자와 의료진 사이의 중개자 역할을 할 때 주로 맡는 업무는 의사의 설명이나 지시 사항을 정확히 언급하고 확인하며 환자의 질문과 의료진의 답변 모두를 통역하는 일이다. 이 경우, 통역사가 사전에 환자의 질환이나, 증세, 치료계획, 치료방법 등에 대해 인지한다면 좀 더 효율성을 높일 수 있다. 그리고 보호자와의 중개 역할을 할 경우, 통역사는 환자 관련 정보와 보호자가 지켜야 할 병원규칙에 대해서도 알려주어야 한다. 보호자

통역 시 주의할 점은 보호자의 감정에 휘말려 의료 진료에 방해가 되게 해서는 안 되며 보호자에게 자신의 개인 의사나 충고 등을 언급하는 것은 절대 삼가야 한다.

의료 현장에서 1차적으로 지켜져야 하는 무언의 약속은 통역을 통해 모든 결과가 긍정적으로 이끌어지도록 모든 커뮤니케이션 참가자들이 서로 협력해야 한다는 것이다. 이를 전제로 모든 통역이 시작되어야 환자의 안위가 보장된다. 이뿐 아니라 의료진과 환자, 보호자 사이에서 일하게 되는 통역사는 상황의 흐름을 잘 파악해야 한다. 예상치 못한 상황이 발생할 경우, 융통적 상황 대처 능력을 배양할 필요가 있다. 따라서 통역사는 대화 참여자의 감정의 흐름을 파악하고 대화를 이어주는 다리 역할을 수행해야 한다. 단순히 자신의 업무로 여기기보다 서비스 정신을 발휘해야 한다.

통역사가 두 번째로 제일 많이 하는 업무는 번역 업무이다.

통역사는 의료 진료 과정에 필요한 서류를 번역하는 일도 도모해야 한다. 1차적으로는 의료진과 환자, 환자의 보호자를 대상으로 하는 필요 문서들을 번역한다. 환자의 병력 서류와 치료 과정에 필요한 일체의 서류가 그 대상이 된다. 환자의 출신 국가의 의료 문화에 대한 이해가 선행되어야 한다. 보호자를 대상으로 번역할 경우, 불안감을 최소화시키기 위해 실시간으로 정보를 제공하도록 하며 보호자가 작성해야 하는 서류를 번역한다. 환자의 치료방법이나 절차에 대해 보호자가 가지고 있는 계획이나 요구 등에 빠르게 반응하며 신속한 정보를 제공해야 한다.

의료진과의 관계에서 이루어지는 번역은 고도의 실력을 요구한다. 의료 전문 문서들을 번역하는 일이므로 배경지식 및 전문지식을 탐구하고 번역을 완료한 후 누락이나 오역이 없는지 검토한다. 마지막으로 반드시 전문 의료진의 조언과 자문을 구해 최종 확인하여 오류가 발생하지 않도록 심혈을 기울인다.

이처럼 의료 현장 외에 공문서를 번역할 수도 있고 지역사회 외국인을 대상으로 하는 번역 업무도 담당할 수 있다. 지역 사회 거주 외국인을 위해 병원 안내문에서부터 보건 위생, 예방접종 등에 대한 의료 서비스 서류를 번역해야 한다. 통역사에게 번역은 별도의 일이 아니라 통역과 함께 이루어지는 필수 업무임을 인지해야 한다.

다음으로 의료 통역사는 병원 코디네이터 업무를 담당할 수 있다. 병원홍보와 관련된 책자 번역에서부터 병원 홈페이지의 지속적 관리, 환자 유치에 관련된 사안에 투입되어 언어 중개를 담당해야 한다. 이 업무의 영역 중 의료 통역사의 작업의 난이도가 높은 분야는 입국 및 비자 관련 관공서 통번역과 보험 관련 업무 지원이다. 국가 사이의 법률과 제도에 유의하면서 공식적이고 형식을 잘 갖춘 서류를 작성해야 하므로 부담이 많은 영역이라고 할 수 있다. 특히 보험관련 서류를 통번역 할 경우, 각 국가의 의료제도 및 보험 방식의 차이 등에 대해 완벽한 이해가 구비되어야 한다. 이 분야를 처리하기 위해 통역사는 양국의 의료시스템에 대한 지식을 갖추는 것 외에 문서양식—초청장, 계약서, 서신, 공문서 유형—의 구성 방식과 형식을 제대로 이해하고 재조직하여 통번역의 완성도를 높인다.

네 번째, 특수 상황에서 통역을 담당하는 경우도 발생하게 된다. 의료시설 외부의 에이전시 같은 기관에서 의료관련 통번역 업무를 의뢰받을 수도 있으며 흔한 경우는 아니지만 정신질환자 관련 일을 할 수도 있다. 이 경우, 많은 주의사항이 요구되는데 통번역사는 환자의 정신 질환에 대한 배경지식을 습득하고 환자를 대할 때 병원에서 제시하는 주의사항을 잘 따르며 통역해야 한다.

마지막으로 의료 통역사는 자신을 위해 통역사 대상 교육프로그램에 참여해야 한다. 통번역사는 자신의 언어 능력과 통번역 능력을 지속적으로 향상시키기 위해 부단한 노력을 기울여야 한다. 의료 통역사는 상당 수준의 어휘 및 표현 구사력을 갖추고 있어야 하며 이것이 지속적으로 업데이트 되어야 하므로 평생 학습에 신경 써야 한다. 특히 통번역사는 사람을 상대하는 직업이므로 심리적 인격적 훈련도 함께 병행하며 커뮤니케이션을 성공적으로 완성하도록 노력해야 한다.

4) 의료 통역의 커뮤니케이션

의료 현장에서 이루어지는 커뮤니케이션은 환자의 안위와 관련되어 있기 때문에 다차원적 상호협력이 전제되어야 한다. 의료진과 환자, 보호자, 통역사의 관계가 인간적 신뢰성으로 단단히 조성되어야 한다. 이들 사이의 결정적 접점이 존재한다는 가정이 필요하다.

Connellan과 Zemke(1993)의 이론에 따르면 의료 서비스 커뮤니케이션은 신뢰성(reliability), 반응성(responsiveness), 보증(assurance), 공감(empathy), 유형 자산(tangibles) 이렇게 5가지 요소가 긴밀하게 작용해야 한다. 커뮤니케이션 참가자들은 억양, 태도, 제스처, 복장에 이르기까지 상대방에게 신뢰와 공감을 이끌어 낼 수 있는 요소들을 고려해야 한다. 의료진은 환자와의 대면을 최대한 어색하지 않도록 이끌어야 한다. 가벼운 인사와 안부, 근황에 대해 친근한 대화로 문을 열고 친숙한 분위기 속에서 본격적인 대화를 이어가야 한다. 한국의 병원 문화는 의사와 환자의 권력관계가 명확하게 설정되는 양상이 있고 보통 진료대화로 직접 이어져 사무적 관계 이상을 기대하기 어렵다. 그러나 서구의 병원에서는 환자와 의사의 관계가 평등하며 우리가 상상하는 것 이상의 친밀성을 유지하고 있다. 같은 커뮤니티에 거주하는 이웃으로서 개인사를 언급할 정도로 친근한 대화를 중심으로 하고 있다. 따라서 의료관광으로 한국을 찾는 해외 환자를 진료할 때 이러한 대화 기술을 적극 활용해야 한다.

친숙한 대화에 이어 의사와 환자는 정확한 질문과 답변을 통해 문진 과정을 거친다. 의사는 최대한 구체적이고 자세한 내용을 다룰 것이며 환자 역시 사소한 것 하나라도 질문하고 확인받는다. 이 사이에서 통역사는 의미가 명확하게 이해되도록 적확한 통역을 수행한다.

이러한 현장 통역 시 모든 대화 참여자는 부드러운 어조와 밝은 표정을 유지한다. 감정과 정서의 교류가 기반을 이루어야 커뮤니케이션의 만족도가 상승하기 때문이다.

마지막으로 커뮤니케이션의 성공요인으로 복장을 들 수 있다. 통역사는 커뮤니케이션 참가자들 모두를 편안하게 만들면서도 전문성이 돋보이는 차림을 갖추어야 한다. 그리고 병원 환자들을 상대로 하기 때문에 향수나 강한 화장품 향을 사용하는 것은 금지해야 한다. 체취와 질환이 연관을 가지고 있는 경우가 있어 환자의 진료를 방해할 수 있기 때문이다.

지금까지 통번역의 일반론을 거쳐 의료 통역의 기본적 이론 배경을 살펴보았다. 아직까지 의료 통역은 개척 분야로 남아 있어 여러 가지 자료가 수집되어야 하고 현장에서의 유동성이 고려되어야 하는 부분이지만 다가오는 의료 세계화에 반드시 대동되어야 하는 중요 사안이다. 이 교재가 의료 통역사를 꿈꾸는 인재들에게 작은 희망이 되기를 바라며 더불어 통역사 준비를 위한 하나의 기본서가 되기를 바란다.

이제 다음 장에서부터는 의료 통역 커뮤니케이션의 실전을 보여 줄 의료 통역 실제를 다루고자 한다. 실제 병원에서 사용하고 있는 영어 표현을 이용하여 통역의 현장성을 도출하도록 한다.

II. 의료 통번역 실전편

II. 의료 통번역 실전편

1. 의료 통역사의 윤리 코드

의료 통역사는 환자의 안위와 직결된 중요한 업무를 담당한다. 게다가 환자와 관련된 모든 의료사실에 대해 비밀을 보장해야 하는 의무를 지닌다. 따라서 그들에게 요구되는 윤리의식들이 존재한다. 한국의 경우, 아직까지 국가 자격증제도가 없고 보건복지부 지정 교육기관에서 발행하는 민간 자격증을 의료 통역사에게 배부하는 상황이라 공식적인 윤리 강령을 설립하지 못했다. 그러나 의료 통역사를 배출하는 상황이므로 하루 빨리 윤리 강령의 내용을 규정하고 자격을 갖춘 통역사들이 여러 기준을 따르며 일할 수 있도록 전문성을 부여해야 한다.

미국의 경우는 국가 의료 통역협회(NCIHC, National Council for Interpreting in Health care)에서 의료 통역의 윤리강령(National Code of Ethics for Interpreters in Health Care)과 통역 시행 표준(National Standards of Practice for Interpreters in Health Care)을 제공하고 있다. 그 외, 매사추세츠 의료통역협회(MMIA, the Massachusettes Medical Interpreters Association)와 캘리포니아 의료통역협회(CHIA, California Healthcare Interpreters Association) 역시 자체 윤리 규정을 두고 있다. 이 교재에서는 이 기관들의 윤리 강령을 소개하여 미래의 의료 통역사들이 그 내용을 숙지하고 활동할 수 있도록 한다.

NCIHC

Code of Ethics for Interpreters in Health Care

- The interpreter treats as confidential, within the treating team, all information learned in the performance of their professional duties, while observing relevant requirements regarding disclosure.
- The interpreter strives to render the message accurately, conveying the content and spirit of the original message, taking into consideration its cultural context.
- The interpreter strives to maintain impartiality and refrains from counseling, advising or projecting personal biases or beliefs.
- The interpreter maintains the boundaries of the professional role, refraining from personal involvement.
- The interpreter continuously strives to develop awareness of his/her own and other (including biomedical) cultures encountered in the performance of their professional duties.
- The interpreter treats all parties with respect.
- When the patient's health, well-being, or dignity is at risk, the interpreter may be justified in acting as an advocate. Advocacy is understood as an action taken on behalf of an individual that goes beyond facilitating communication, with the intention of supporting good health outcomes. Advocacy must only be undertaken after careful and thoughtful analysis of the situation and if other less intrusive actions have not resolved the problem.
- The interpreter strives to continually further his/her knowledge and skills.
- The interpreter must at all times act in a professional and ethical manner.

미국 의료 통번역과 관련된 협회에서 마련한 윤리 코드들을 바탕으로 의료 통역사가 지켜야 할 규정들을 정리하면 다음과 같다.

1) 완벽한 언어 능력 및 통번역 기술

- 정확성과 완벽한 통번역을 수행한다.
- 지역적 악센트의 차이를 인식함은 물론 문화적, 교육적 차이에 대한 이해를 바탕으로 오해 없이 통번역한다.
- 자신의 역할을 명확히 설명하고, 언어의 복잡성과 장애 요인에 대해 설명한다.
- 효율적인 통역의 프로세싱 기술을 연마한다.
- 객관적 거리를 유지하고 항상 냉정을 유지한다.
- 전문가의 자세로 지시사항을 명확히 전달한다.
- 환자, 보호자, 의료진 사이에서 객관성을 유지하여 차별 및 편파로 인한 문제가 발생하지 않도록 한다.

2) 문화에 대한 존중

- 문화 표현으로서의 언어 기능을 이해하여 각 문화의 스키마를 이해하고 적절히 통번역한다.
- 일반화하거나 전형화하려는 오류를 범하지 않는다.
- 개인의 가치관과 종교, 문화적 특성을 최대한 이해하여 갈등의 요인을 최소화한다.

3) 비밀보장

- 환자 및 병원과 관련된 사항에 대해 일절 비밀을 보장한다.

4) 인본주의

- 인간 존중 마인드를 가지고 개인에 대한 편견이나 차별을 금한다.

5) 사회성 및 책임감

- 다양한 사람들을 접하고 다루는 직업이므로 협력과 서비스 정신을 가지고 직업에 임한다.
- 통역 업무는 시간의 융통성이 필요하며 병원이라는 특수 상황에 놓여 있으므로 안전에 유의한다.

2. Basic Study

1) Body parts

□ Face

head 머리	forehead 이마
temple 관자놀이	eyelid 눈꺼풀
eyelash 속눈썹	pupil 눈동자
iris 홍채	retina 망막
cornea 각막	nostril 콧구멍
lobe of the ear 귓밥	cheek 뺨
cheekbone 광대뼈	chin, jaw 턱

□ Body

neck 목	nape of the neck 목덜미
collarbone 쇄골	shoulder 어깨
armpit 겨드랑이	arm 팔
upper arm 상부 팔	forearm 하부 팔
elbow 팔꿈치	wrist 손목
back of the hand 손등	palm 손바닥
trunk 몸통	chest, breast 가슴
flank 옆구리	waist 허리
limb 팔다리	fingernail 손톱
thumb 엄지	index finger 검지
middle finger 가운데손가락	ring finger 넷째손가락
little finger 새끼손가락	belly 배
bellybutton 배꼽	buttocks/ hips 엉덩이
loin 등허리	crotch 가랑이
leg 다리	thigh 허벅지
knee 무릎	calf 종아리
shin 정강이	ankle 발목

foot 발

toe 발가락

sole 발바닥

heel 발뒤꿈치

2) Internal organ & Skeletal system

□ Internal organ

pharynx 후두

larynx 인두

thyroid gland 갑상선

trachea 기관, 호흡관

bronchi 기관지

thymus gland 흉선

pulmonary vein 폐정맥

lung 폐

intercostal muscles 늑간 근육

diaphragm 횡격막

breast bone 가슴뼈

heart 심장

aorta 대동맥

stomach 위

liver 간

gallbladder 십이지장

pancreas 췌장

spleen 비장

appendix 맹장

kidney 신장

colon 대장

rectum 직장

ileum 회장

small intestine 소장

bladder 방광

urethra 요도

lymph node 림프절

bone marrow 골수

artery 동맥

vein 정맥

uterus 자궁

ovary 난소

fallopian tube 나팔관

cervix 자궁 경부

vagina 질

□ Skeletal system

skull 두개골

clavicle 쇄골

sternum 흉골

scapula 견갑골

humerus 상완골

vertebral column 척추

radius 요골

ulna 척골

carpals 완골

metacarpals 손바닥뼈

phalanges 지골

pelvic girdle 골반뼈

ilium 장골

ischium 좌골

pubis 치골

femur 대퇴골

patella 슬개골

tibia 경골

fibula 비골

tarsals 족근골

metatarsals 척골

3) Department & Disease

내과 Internal Medicine

가정의학과 Family Medicine

일반 외과 General Surgery

신경외과 Neurosurgery

신경정신과 Neuropsychiatry

신경과 Neurology

정형외과 Orthopedic Surgery

족병학 Podiatry Clinic, Chiropody

성형외과 Plastic & Reconstructive Surgery

산부인과 Obstetrics & Gynecology

부인과 Gynecology

산과 Obstetrics

신생아실 New Born(Neonate)

피부과 Dermatology

비뇨기과 Urology

안과 Ophthalmology

이비인후과 Otorhinolaryngology(Ent)

치과 Dentist

소아과 Pediatrics

노인병 Geriatrics

정신병동 Psychiatric

암센터 Cancer Center

응급실 Emergency Room

재활의학과 Rehabilitation

물리치료실 Physical Therapy

중환자실 Intensive Care Unit

마취과 Anesthesiology

치료방사선과 Therapeutic Radiology

진단방사선과 Diagnostic Radiology

병리검사실 Pathology Laboratory

핵의학과 Nuclear Medicine

컴퓨터단층촬영 CT/PET-CT

심전계 Electrocardiograph

근전도 Electromyogram

Internal Medicine-Gastrointestinal Department

□ Disease

1. Stomachache 위통

2. Indigestion 소화불량
3. Nausea 메스꺼움
4. Vomiting 구토
5. Diarrhea 설사
6. Constipation 변비
7. Food poisoning 식중독
8. Gastric ulcer 위궤양
9. Pseudomembranous enterocolitis 위막성 장염
10. Gastritis 위염
11. Abdominal Hernia 복부 탈장
12. Appendicitis 맹장염(충수염)
13. Cholecystitis 담낭염
14. Cholelithiasis 담석증
15. Colitis 대장염
16. Irritable bowel Syndrome 과민성 대장 증후군
17 GERD (gastroesophageal reflux disease) 역류성 식도염
18. Hepatitis 간염
19 Liver Cirrhosis 간경화
20. Pancreatitis 췌장염
21. Hypothyroidism 갑상선기능저하증
22. Hyperhyroidism 갑상선기능항진증
23. Diabetes Mellitus 당뇨병

Internal Medicine–Pulmonary Department

□ Disease

1. Allergy 알레르기
2. Asthma 천식
3. Bronchitis 기관지염
4. Tonsillitis 편도선염

5. Influenza 인플루엔자
6. Laryngitis 후두염
7. Phyaryngitis 인두염
8. Pneumonia 폐렴
9. Pulmonary Embolism 폐혈전증
10. Tuberculosis 결핵
11. Rhinitis 비염
12. Sinusitis 부비강염(축농증)

Internal Medicine-Cardivascular Department

□ Disease

1. Anemia 빈혈
2. Angina 협심증
3. Arrhythmia 부정맥
4. Myocardial infarction 심근경색
5. Coronary Artery disease 관상동맥질환
6. Heart attack 심장마비
7. Hypertension 고혈압
8. Hypotension 저혈압

Neurology

□ Disease

1. Brain Tumor 뇌종양
2. Dementia 치매
3. Alzheimer's disease 알츠하이머
4. Neuritis 신경염
5. Neurasthenia 신경쇠약
6. Parkinson's disease 파킨슨 병

7. Migraine 편두통
8. Fainting Syncope 실신, 기절
9. Facial Palsy 안면신경마비
10. Convulsive disorder 경련성 질환
11. Epilepsy 간질
12. Cerebral Palsy 뇌성마비

Orthopedic Surgery

□ Disease

1. Arthritis 관절염
2. Carpal Tunnel Syndrome 손목터널 증후군
3. Alzheimer's disease 알츠하이머
4. Gout 통풍
5. Osteoporosis 골다공증
6. Bruise 타박상
7. Fracture 골절

Urology

□ Disease

1. Anuria 소변이 안 나옴
2. Incontinence 요실금
3. Hematuria 혈뇨
4. Enuresis 야뇨증
5. Acute uremia 요독증
6. Cystitis 방광염
7. Renal stone 신장결석

Obstetrics & Gynecology

□ Disease

1. Vaginal discharge 질분비물
2. Vagina bleeding 질출혈
3. Amenorrhea 무월경
4. Morning sickness 입덧
5. Show 분만전 출혈
6. Membrane rupture 양수 파열
7. Labor 진통
8. Delivery 분만
9. Toxemia 임신중독증
10. Extrauterine Pregnancy 자궁외 임신
11. Abortion 낙태
12. Cervical cancer 자궁경부암
13. Myoma of the uterus 자궁 근종

ENT

□ Disease

1. Blurred vision 눈 침침
2. Conjunctivitis 결막염
3. Cataract 백내장
4. Glaucoma 녹내장
5. Retina burns 망막 화상
6. Squint 사시
7. Sclera 공막
8. Eye discharge 눈곱
9. Diplopia 복시증
10. Photophobia 빛을 싫어하는 증세

11. Labyrinthitis 미로(내이)염
12. Otitis media 중이염

Plastic Surgery & Dermatology

□ Disease

1. Body Contouring 전신 성형
2. Full lips 입술성형
3. Breast Augmentation 가슴 확대
4. Liposuction 지방 흡입술
5. Facelift 주름 제거술
6. Acne 여드름
7. Oils 지루성 피부염
8. Dermitis 피부염
9. Eczema 습진
10. Shingles 대상포진
11. Burn 화상
12. Athlete's foot 무좀
13. Fungal Infection 곰팡이균 전염
14. Skin Cancer 피부암
15. Impetigo 농가진

Psychiatric Department

□ Disease

1. Anorexia nervosa 거식증
2. Bulimia nervosa 폭식증
3. Depression 우울증
4. Neurosis 신경증
5. Schizophrenia 정신 분열증

3. Medical Tourism Overseas Patients Consultation Process

Step 1	Initial Contact → Collecting Data → Consultation → Confirmation
Step 2	Visit plan → Visa → Reservation
Step 3	Airport Pickup
Step 4	Medical Exam & Consulting → Hospitalization → Treatment (Surgery) → Recovering → Discharges
Step 5	Follow-up Service

1) Overseas patients consultation

Language Tips

1. Personal details–date of birth, occupation or marital status

2. Family history

3. Patient's general state of health & Presenting complaint–symptoms, pain

4. Medical & drug history
   –drugs patients take, remedies, over-the-counter, herbal laxatives

5. Patients ideas, concerns and expectations

〈Ex 1〉

Heart failure

submitted by ○○○ on Sun, 2011-○○-○○ 09:16

Hello, I believe that I have heart failure but everytime I speak to my doctors. They tell me that it's some other problem and that I'm not eating right or sleeping right or that I'm having respiratory problems. I fit the symptoms of heart failure perfectly: When I sleep I wake up in the middle of the night gasping for breath, at that point I need to prop myself up to breathe because I can't do it laying flat while I'm sleeping. I have a sudden loss of energy and I feel like a 60 year old person. I hate walking far distances and I hate bending down and coming back up. I feel this way every day of my life since 2 weeks ago.

Let me tell you about the event that I had two weeks ago. I woke up one night gasping for breath and feeling an impending sense of doom. I thought I was dying from something. I had a loss of energy (it was like my overall energy was cut in half). I was having trouble breathing beyond anything that I would have believed. I spoke to my mother and I coerced her to take me to the emergency room. When I get to the emergency room my symptoms have mostly faded away. I go to the nurse and I tell her that I was having trouble breathing. She goes "you don't look like you're having trouble breathing" and proceeds to demonstrate what a person who was having trouble breathing would look like. I was not satisfied with this because how another person can tell me what I am experiencing. Anyway I believe her and I attempt to pull another symptom for them to check out. They check my oxygen and it's 100%! My heartbeat is about 60 which I would suppose is normal for a boy like me because its usually between 40-50 when I'm exercising properly. I ask them for an EKG and they won't give it to me because I'm not having "chest pains." Ever since that night, I have been experiencing the symptoms of heart failure every day. My new family doctor told me that I was having seasonal allergies! So she prescribed me some nasal spray instead of sending me to a proper cardiologist! A little bit of heart medical history: When I was 13, I went to the urgent care center for chest pains. I was told that I had a bit of a large heart and they wanted me to see a cardiologist, but my doctor NEVER informed me because she's busy or etc. So what do you guys make of this? Is it impossible for an 18 year old to have heart failure? Are my ongoing daily symptoms heart failure? Should I prolong not visiting a cardiologist because my doctors don't want to admit that I might have heart failure? Is there anything I can do to alleviate the symptoms now? I shall be thankful to you if you could guide me in this regard. Is my problem curable by medicine or does it require surgery etc? Thanks.

(selected from Heidelberg Medical Consultancy and Health Tourism Pvt Ltd)

〈예 1〉

심장 기능장애

2011년 ○○-○○ 일요일 09:16

안녕하세요? 저는 제 병이 심장 질환으로 알고 있습니다. 그러나 의사들과 얘기할 때마다 그들은 다른 문제라고 얘기하면서 제가 식사와 수면이 제대로 이루어지지 않으며 호흡기에 문제가 있다고 합니다. 그러나 저는 심장 질환의 증상과 일치합니다. 한밤중에 숨이 차서 깨어날 때 저는 숨을 쉬기 위해 몸을 세워야 합니다. 잠을 자는 동안 누워 있을 수가 없습니다. 저는 갑자기 기운이 없고 60세 노인이 된 기분입니다. 먼 거리를 걷는 것도, 몸을 숙였다가 펴는 것도 싫습니다. 2주 전부터 이런 증상을 매일 겪고 있습니다.

2주 전에 있었던 사건에 대해 말씀드릴게요. 어느 날 밤 숨이 차서 깨어났는데 죽음의 운명이 임박한 듯한 기분을 느꼈습니다. 제가 무언가 때문에 죽을 것 같았습니다. 저는 에너지가 없어진 것 같습니다(제 에너지 전체의 반이 없어진 것 같습니다). 내가 믿는 어떤 것보다 숨쉬기가 제일 어렵습니다. 어머니에게 이 사실을 알려 응급실로 갔습니다. 응급실을 갔을 때 증상이 사라졌습니다. 저는 간호사에게 제가 숨쉬기에 문제가 있다고 말했습니다. 그녀는 "환자분은 호흡의 문제가 아닌 것 같습니다"라고 말하더니 호흡질환이 어떤 상태인지 보여 주려고 했습니다. 내가 경험하는 것을 다른 사람이 어떻게 말해 줄 수 있다는 겁니까? 저는 맘에 들지 않았습니다. 어쨌든 저는 그녀를 믿고 검진해야 할 다른 증상을 말했습니다. 그들은 산소를 측정하더니 100% 완벽하다고 합니다. 저의 심장 박동은 60으로 제가 적절한 운동을 할 때 40~50 사이이므로 저 같은 남자에게는 정상입니다. 저는 그들에게 심전도 검사를 의뢰했으나 제가 '가슴통증'이 아니기 때문에 해줄 수 없다고 했습니다. 그날 밤 이후 저는 심장 질환을 겪고 있습니다. 저의 가족 주치의는 제가 계절적 알레르기를 갖고 있다고 말합니다. 그래서 그녀는 저를 심장학과에 보내는 대신 코막힘 치료제만을 처방했습니다.

저의 심장 질환 이력은 다음과 같습니다. 13세 때 갑작스런 가슴통증으로 긴급 치료를 받은 적이 있습니다. 그때 저는 다소 심장이 크다고 심장학과에 가보라고 했습니다. 그러나 제 주치의는 너무나 바빠 그런 정보를 전혀 주지 않았습니다. 자, 당신들은 어떤 생각이 드십니까? 18세에 심장 질환을 앓는다는 것이 말이 안 되는 얘기입니까? 저의 지속적인 질환이 심장 질환인가요? 주치의가 인정하지 않는다고 심장학과 방문을 미루는 것이 옳은가요? 제 증상을 완화할 방법이 있을까요? 이 점에 관해 저를 안내해 주신다면 감사하겠습니다. 제 문제가 약으로 치료될까요? 아니면 수술이 필요할까요?

감사합니다.

Vocabulary

heart failure: 심장병
respiratory: 호흡
prop oneself up: 몸을 세우다
lay flat: 편히 눕다(평평한 자세)
fade away: 사라지다
testicles: 고환
EKG((electrocardiogram): 심전도 검사
prolong: 연장, 연기하다
submit: 제출하다
gasp: 숨을 헐떡이다
bend down: 몸을 구부리다
coerce ~ into: 강요하다
triage: 형편없는
cardiologist: 심장 전문의
alleviate: 완화(경감)시키다

Consultation & Reply

〈Ex 2〉

Heart Disease

Submitted by Anonymous (not verified) on Sat, 2010-07-07 19:34

Patient: Hello Doctor, My younger brother is suffering with 14mm hole in heart. What is the treatment and what will be the cost? Please suggest me the best and affordable solution. Thanks & Regards,

Re: (Submitted by Heart Consult on Mon, 2011-08-22 16:18)

Hello,

How old is your brother? Does he have any symptoms and where the hole is located. Is it an ASD or VSD?

Please send reports to consult@heart-consult.com

Regards

Medical Team, Heart Consult

(selected from Heidelberg Medical Consultancy and Health Tourism Pvt Ltd)

상담과 답변

〈예 2〉

심장 질환
2010-07-07 토요일 19:34 익명

환자: 안녕하세요? 의사 선생님. 저의 남동생이 심장에 14mm의 구멍이 있는 상태입니다. 어떤 치료가 있으며 치료비용은 얼마나 들까요? 최고로 가능한 해결책을 주십시오. 감사합니다.

답변: 2011-08-22 월요일 16:18 심장 질환 질문에 대한 답변

안녕하세요?
남동생분의 나이는 얼마입니까? 다른 증상은 없으신지요?
그리고 구멍의 위치는 어디입니까? ASD(Atrial Septal Defect) 심방중격결손 또는 VSD (Ventricular Septal Defect) 심실중격결손입니까? consult@heart-consult.comdm으로 기록을 보내주십시오.
감사합니다.
심장 질환 상담 메디컬 팀

Vocabulary

Anonymous: 익명의
affordable solution: 가능한 해결책
ASD(Atrial Septal Defect): 심방중격결손
VSD(Ventricular Septal Defect): 심실중격결손

Consultation & Reply

〈Ex 3〉

Name: ○○○
Age: 47
Residence: California, USA
Procedure: Hip replacement
Destination Country: South Korea
Cost in USA: $32,000~$45,000
Total cost abroad: $13,000

I had been limping for a long time, due to a sore hip. A U.S. doctor told me I needed a hip replacement. Unfortunately, I didn't have health insurance and couldn't afford surgery. A few years later, I could no longer walk and was in sever pain every day. That's when I saw a TV show that included a feature on medical tourism.

The idea of having surgery at a fraction of the cost sent I straight to my computer. I looked up medical tourism and came across a full service medical travel agency. I scoured the website for medical tourism details and filled out a form asking for more information. About two minutes later, I was pleasantly surprised to get a call from the agency. The agency led me through process, sending my bios of doctors and information about your hospital and hotels. Now I need to make plans for medical procedure including a surgery date, sending X-rays to the surgeon and more. The agency already filled me in on what to expect while abroad, giving me packing tips and insights into the foreign culture. They arranged for a drive to pick me up at the airport and take me to the hospital.

I hope everything will be successful. There was no way I could have done it on my own until now but I think I found the way to be way from terrible pain.

I am looking forward to seeing you soon.

Regards

(selected from The complete Idiot's guide to Medical Tourism)

상담과 답변

〈예 3〉

성명: ○○○
연령: 47
거주: 미국 캘리포니아
수술 부위: 고관절 치환술
수술 국가: 한국
미국 내 의료비용: $32,000~$45,000
해외 치료 의료비용: $13,000

고관절 통증으로 오랫동안 절뚝거렸습니다. 한 미국인 의사가 고관절 치환술을 추천했습니다.

불행히도 저는 의료보험에 가입되어 있지 않아 수술을 할 수 없습니다. 몇 년 후, 저는 더 이상 걸을 수도 없고 매일 심한 통증에 시달렸습니다. 이 시기에 저는 메디컬 투어리즘을 특집으로 다루던 TV 프로그램을 보았습니다.

저렴한 가격으로 수술한다는 생각에 저는 당장 컴퓨터로 달려갔습니다. 의료관광에 대해 찾아보다가 우연히 모든 서비스를 관장하는 에이전시를 만나게 되었습니다. 의료관광을 다루는 웹사이트를 찾아다니며 좀 더 많은 정보를 알아보기 위해 서류를 작성했습니다. 2분여 후, 한 에이전시로부터 반가운 소식이 왔습니다. 에이전시는 의사의 기본 입출력 시스템, 병원과 호텔 등에 대한 정보를 보내면서 프로세스를 살필 수 있도록 했습니다. 이제 저는 수술날짜, X-레이 자료 보내기 등 의료 절차 계획을 세우기만 하면 됩니다. 에이전시는 이미 해외체류 기간 동안 예상되는 사안들 특히 짐을 꾸리는 요령과 외국 문화에 대한 통찰력 등에 대해 준비해 주었습니다. 또한 공항에서 나를 픽업해 병원까지 데려다 주는 서비스까지 준비해 주었습니다.

모든 것이 성공적이기를 바랍니다. 지금껏 내가 할 수 있는 방법이 없었습니다. 그러나 이제 그 고통에서 벗어날 방법을 찾은 듯합니다.

당신들을 곧 만나보기를 간절히 기다립니다.

○○○

Vocabulary

limp: 절뚝거리다	hip replacement: 고관절 치환술
afford: ~할 여유가 있는	feature: 특집, 특징
scour: 찾아다니다	fill out a form: 서류를 작성하다
bios(basic input & output system): 기본 입출력 시스템	
insight: 통찰력	arrange: 준비하다, (일정, 순서) 조직하다

2) Estimate & Preparation

해외 환자가 의료관광으로 치료를 선택할 경우, 견적을 공식적으로 작성해야 하며 의논해야 한다. 통번역사는 해외환자 치료 전 과정을 코디네이트하는 업무의 번역을 담당하고 환자와의 원격 상담이나 e-mail 상담을 지속해야 할 것이다. 견적과 관련해 견적 항목의 샘플을 살펴본다.

Overall budget

1. Pre-travel costs: Medical tourism agency
   Insurance
   Airfare
   Visa
   Physician fees
2. In-destination costs: Entry/exit fees
   Transportation
   Lodging & Meals
   Other
3. Treatment costs: Estimate from hospital
   Medical Procedure fees
   Recovery fees
   At-home follow-up fees
4. Other costs: Traveling & Shopping
   Micellaneous
5. Total costs:

3) Preparation–packing checklists

해외 의료 치료를 위해 떠나는 환자에게 여행 계획은 좀 더 치밀하게 이루어져야 한다. 환자는 일반 여행 시 필요한 물품과 의료와 관련된 각종 서류를 포함한 필요 물품을 꼼꼼히 챙겨야 한다. 다음의 목록은 환자에게 필요한 것들이며 통번역사는 사전에 이 준비 사항 모두를 환자에게 주지시켜야 한다.

1. Documents: Passport & Visa
   Medical record & Lab test (X-ray…) results
   Letters from doctor
   Vaccination certificates
   Copies of prescription
   Vaccination certificates
   Power of attorney document

2. Medical Supplies: Bandages, prescription, medication … etc

3. Clothing & General: Loose pants …

4. Information of the destination country:
   language, currency, climate, cultural etiquette …

Tips!

〈표 3〉 의료관광 국가 방문 시 추천되는 백신

Destinations	Vaccinations Required	Vaccinations Recommended	Notes
India	None	Hepatitis A/B, Typhoid, Tetanus, Measles, Mumps, Rubella	Only if dining outside
Thailand	None	Hepatitis A/B, Tetanus, Measles, Mumps, Rubella	Only if dining outside
Singapore	None	Hepatitis A/B	Only if dining outside
South Korea	None	Hepatitis A/B	Only if dining outside

Vocabulary

Vaccination certificates: 백신 예방 접종 증명서류
prescription: 처방
destination country: 치료를 결정한 국가
currency: 환율
Hepatitis A/B: A/B형 간염
Typhoid: 장티푸스
Tetanus: 파상풍
Measles: 홍역
Mumps: 이하선염(볼거리)
Rubella: 풍진

4. Airport Greeting

Language Tips

1. Welcome
2. Introduction
3. Small talks
4. Briefing medical procedure

* 주의 사항: 환자를 공항에서 처음 영접할 때 피켓에 환자의 이름은 공개하지 않는다. 신원 안전 상 병원이나, 영접자의 이름을 대신하는 것이 권고된다. 그리고 환자가 장기간의 비행으로 피곤해 할 수 있으므로 많은 설명을 삼가고 쉴 수 있는 편안한 분위기를 조성하는 것이 좋다.

Dialogue

I: Is that you Mr. Green?

P: Yes, I am. Nice to meet you.

I: Me, too. Welcome!
I am your interpreter, Eun Kim.

P: Glad to meet you.

I: How was your flight? Is everything OK?

P: Yeah. It was OK. Especially food was so nice.

I: Good to hear that. Aren't you tired?

P: A little bit but I am OK.

I: Good! Please come with me. We have a car outside of the airport. Come this way.

P: OK. Thanks. (in a car)

I: Well, let me explain the schedule briefly.
It will take 40 minutes to get to the hospital and then you just take a rest so that you can get energy again.
We prepared Italian food for you as dinner. I hope you can enjoy it. Tomorrow you will take some laboratory tests for your medical treatment.

P: I see. Thanks for everything.

5. Hospital Guidelines

for Patients

◆ Accommodation

□ Let me show your room. This is your room, Room No. 205.

□ You are given all bedding including pillow, sheets and a blanket.

□ This is a closet for keeping personal belongings.

□ Telephone and television services are available to you 24 hours a day. To request telephone service, dial 0000, and follow the instructions. When making an in-hospital call from your child's room or any on-campus phone, please dial only the last four numbers. For local calls in the this area, dial 9 and push the rest numbers. To make long distance calls, you must use a calling card or credit card.

□ Wireless Internet connection is available at any time.

□ This is bathroom. Every toiletry is prepared for your convenience. After use the bathroom, be careful not to slip. And here's the emergency call signal. You just pull the string down if you need help in the bathroom.

□ Meals are offered as doctor's instruction. Meals are served three times a day. Breakfast is served from 7:00-8:00, lunch from 12:00-1:00 and dinner from 6:00-7:00.

□ Doctors make the rounds between 8:00-9:00 in the morning and 4:00-5:00 in the afternoon.

◆ Caution

□ I will give you an identification wrist band. Don't lose it.

□ For your safety, a button to call a nurse is located above the bed on the panel. Press this call button when you have a problem and need help. A staff member will respond as quickly as possible.

□ I will show you how to properly work the bed and its bedside rails. Side rails should be up when you are in bed to prevent you from falling off your bed.

□ The best way to prevent the spread of infections is to wash your hands. Waterless soap stations are located throughout the hospital.

5. 병원 안내

환자 대상 안내

◆ 시설

□ 병실을 안내해 드리겠습니다. 이곳이 환자분이 계실 병실입니다. 호실은 205호입니다.

□ 베개, 시트, 담요를 포함해 침구류를 제공받으십니다.

□ 이것은 개인 소지품 보관을 위한 옷장입니다.

□ 전화나 TV 서비스는 24시간 가능합니다. 전화 서비스를 요청하시려면 0000을 누르시고 지시를 따르시면 됩니다. 소아 병실이나 병원 캠퍼스 내에서 구내전화를 사용하실 때는 마지막 4자리 번호만 누르시면 됩니다. 이 구역에서 지역 번호를 하실 때는 9번을 누르시고 나머지 번호를 누르시면 됩니다. 장거리 전화를 하시려면 콜링카드나 신용카드를 사용하셔야 합니다.

□ 무선 인터넷 서비스는 언제든지 가능합니다.

□ 이곳은 욕실입니다. 편의를 위해 모든 욕실 용품이 구비되어 있습니다. 욕실을 사용하신 후 미끄러지지 않도록 조심하십시오. 여기 응급 전화가 있습니다. 욕실에서 도움이 필요할 때 이 줄을 당기십시오.

□ 식사는 의사의 지시에 따라 제공됩니다. 식사는 하루에 3번 제공됩니다. 아침은 7:00～8:00, 점심은 12:00～1:00, 저녁은 6:00～7:00 사이에 제공됩니다.

□ 의사의 회진 시간은 오전 8:00～9:00, 오후 4:00～5:00 사이에 있습니다.

◆ 주의 사항

□ 신원 확인용 손목 밴드를 드리겠습니다. 절대 잃어버리시면 안 됩니다.

□ 안전을 위해 침대 위에 간호사 호출 버튼이 준비되어 있습니다. 문제가 있거나 도움이 필요하면 이 호출 버튼을 누르십시오. 직원들이 신속히 응답할 것입니다.

□ 침대와 침대 난간을 잘 조절하는 방법을 보여 드리겠습니다. 낙상을 예방하기 위해 항상 침대 난간을 올려놓으셔야 됩니다.

□ 감염을 막기 위한 최상의 방법은 손을 씻는 것입니다. 병원 곳곳에 손소독제가 구비되어 있습니다.

□ Smoking is not allowed in the hospital. Please use the designated smoking areas outside.

for Guardians

◆ Accommodation

□ You will be given a chair bed (sleep sofa), pillow, sheets and a blanket.

□ There is a microwave, sink and refrigerator in the community kitchens. Be sure to label food and drinks with your name, room number and the date.

□ There is a cafeteria and food court on the first basement level.
There are convenience store, bakery, hairdresser's, coffee shop and bank on the first floor.

□ You can use parking lot for free.

◆ Caution

□ Don't make any noise.

□ An adult must accompany children under the age of 12.

□ Wash your hands before visiting patient. Waterless soap stations are located throughout the hospital.

□ Smoking is not allowed in the hospital.

□ 병원 내에서는 금연입니다. 흡연은 지정된 장소를 이용해 주시기 바랍니다.

보호자 대상 안내

◆ 시설

□ 간이용 침대, 베개, 시트, 담요 등의 침구류를 제공받으십니다.

□ 탕비실에 전자레인지와 싱크대, 냉장고가 구비되어 있습니다. 음식과 음료에 본인의 이름, 병실 번호 그리고 날짜를 기재해 주십시오.

□ 지하 1층에 구내식당과 푸드 코트가 있습니다.
1층에는 편의점, 베이커리, 미용실, 커피숍 그리고 은행 등의 편의시설이 있습니다.

□ 주차장은 무료 이용하실 수 있습니다.

◆ 주의사항

□ 시끄럽게 떠드시면 안 됩니다.

□ 12세 이하의 아동은 반드시 성인과 동반합니다.

□ 환자를 방문하기 전에 반드시 손을 씻으십시오. 손소독제가 병원 전 구역에 배치되어 있습니다.

□ 병원 내에서 흡연은 금지되어 있습니다.

Vocabulary

accommodation: 편의 시설
personal belongings: 개인 소지품
long distance cal:l 장거리 전화
doctor's rounds: 회진
wrist band: 손목 밴드
bedside rails: 침대 난간
waterless soap station: 손 소독기
chair bed: 보호자 침대
accompany: 동반하다
bedding: 침구류
in-hospital call: 병원 내 전화
toiletry: 세면도구
identification: 신분증
call button: 호출 버튼
infection: 감염
designated area: 지정 장소
community kitchen: 탕비실

6. Taking History

A full case history

- □ personal details
- □ past medical history
- □ drug history
- □ patient ideas, concerns and expectations
- □ family history
- □ social and personal history
- □ presenting complaint
- □ review of systems

□ Personal Details

What is your name?/ May I have your name?
How old are you?
What is your job?
Are you married?
Do you live alone? or with your spouse (or children)?

□ Family history

Do you have any brothers and sisters?
Are your parents alive and well?
Does anyone in your family have a serious illness?
Does anyone else in your family suffer from this problem?
What did he/she die of?
How old was he/she when he/she died?

□ Social life

Do you exercise? How many times do you exercise in a week? Do you smoke? How many do you smoke each day? Do you drink? How many times (or much) do you drink in a week? Do you have any hobbies or interests?

□ Drug history

Are you taking any medicine at the moment? Are you taking any herbal or homeopathtic medicines? Which tablet do you take? How many times do you take a day? What symptoms do you get after taking it? Do you get any side effects?

Vocabulary

spouse: 배우자
suffer from: 고통받다
homeopathtic: 동종요법(건강체에 쓸 경우, 치료 대상 질병과 비슷한 증상을 나타내는 약물을 환자에게 조금씩 사용하여 치료하는 방법)
tablet: 정제(가루로 된 약을 압축해 둥글넓적한 원판 모양으로 만든 약)
pill: 알약

Dialogue 1

Doctor: Are you married?

Patient: Yes, I am married.

No, I am single/separated/divorced.

No, I am a widow/widower.

Doctor: Do you live alone? or with your spouse(or children)?

Patient: I live with my wife/husband/partner/spouse.

My wife/husband passed away last year.

Doctor: Do you have any brothers and sisters?

Patient: I have a brother of 46 and a sister of 43.

Doctor: Are your parents alive and well?

Patient: My father died 15 years ago but my mother is in good health.

Doctor: What did your father die of?

Patient: He had a heart failure. He died in his 50s.

Doctor: Do you smoke?

Patient: I used to but I quit smoking.

Doctor: How about alcohol?

Patient: I usually drink beer with friends once a week.

Vocabulary

separated: 별거한
divorced: 이혼한
widow: 미망인
widower: 홀아비
pass away: 사망하다

Dialogue 2

Nurse: Hello, I am Jo. Nice to meet you.

Patient: Yeah, me too.

Nurse: This is your first visit here, so I am going to ask you some questions about your past medical problems and present symptoms. Please give me answers as specifically as you can.

Patient: Sure. I'll try as best as I can.

Nurse: Have you ever been hospitalization within the past 10 years?

Patient: No.

Nurse: Have you ever had surgery within the past 5 years?

Patient: No.

Nurse: Are you being treated for any chronic disease such as high blood pressure or diabetes.

Patient: No.

Nurse: Are you taking any medicine?

Patient: No, sometimes I take tylenol whenever I have a headache.

Nurse: Do you have any allergies?

Patient: Not that I know of.

Nurse: That's all. Thank you.

Vocabulary

specifically: 구체적으로, 자세히
surgery: 수술
hospitalization: 입원
chronic disease: 만성 질환
diabetes: 당뇨병

7. Starting Interview & Questions

◆ Doctor's questions & Patient's answers

Doctor: What's brought you here today?
What can I do for you?
How can I help you?
What seems to be the problem?
What's the matter?

Patient: I have a flu.
I've got a terrible headache.
I have been having these headaches.

Doctor: Where does it hurt(sore)?
Where do you feel it?
Which part of your head(back, chest, tummy. … etc) is affected?
Show me where the problem is.
Does it move around?

Patient: Just here.
It's right across the front here.

Doctor: What's the pain like?
What kind of pain is it?
What is it like? Is it dull, aching?
Can you describe the pain?
On a scale of 0 to 10, with ten the worst, how would you rate what you feel right now?

Patient: It's a dull pain.
It's burning pain.

Doctor: How long has it been bothering you?
How long have you had them?
How long does the pain last?
When did it start?
When did you first notice it?

Patient: I have been bothering for three days.
It lasts for several days.
It started 3 days ago.

Doctor: Does it occur in a particular place or under certain circumstances?
Does it appear in particular time?
Does anything make it worse?
Is there anything that makes it better(or worse)?
Does lying down help the pain?

Patient: If I lie down, it seems to go away.
If I bend down, it gets better.
If I cough, it gets worse.

Dialogue

Doctor: Good morning, Ms. Dean. Have a seat. What's brought you here?

Ms. Dean: I've been having headache, you see …

Doctor: Well, How long has it been bothering you?

Ms. Dean: It started two days ago. It is getting worse.

Doctor: What's the pain like? Can you describe the pain?

Ms. Dean: It is a sort of dull and throbbing pain but sometimes it is like squeezing head.

Doctor: Oh I see. Does it come on at particular time?

Ms. Dean: Yes, I can feel the pain when I work at a computer.

Doctor: And is there anything that makes it better?

Ms. Dean: If I close eyes for a while, and press the temple, it gets better.

Doctor: Did you take a pill?

Ms. Dean: Yes, I took a tylenol but it didn't make much difference to me. I don't want to depend on medicine so …

Doctor: Well I see. Has there been anything else apart from these headaches?

Ms. Dean: Well, sometimes I feel nausea and my eyes are blurry as well.

Doctor: Um, I think you need to take closer examination.

Vocabulary

dull: 무딘
throbbing: 욱신욱신하는
squeezing: 쥐어짜는, 조이는 고통
particular time: 특정 시간대
temple: 관자놀이
apart from: ~외에
nausea: 메스꺼움
blurry: 눈이 흐린

8. Symptoms Lists

Fever

- ☐ duration
- ☐ malaise
- ☐ weakness
- ☐ myalgia
- ☐ weight loss
- ☐ drowsiness
- ☐ delirium
- ☐ anorexia
- ☐ vomiting
- ☐ photophobia

General Symptoms

- ☐ frequency
- ☐ time
- ☐ chills
- ☐ sweats
- ☐ night sweats
- ☐ rigor

Skin

- ☐ rash
- ☐ pruritis
- ☐ bruisin

Aches and Pains

- ☐ head
- ☐ teeth
- ☐ eyes
- ☐ abdomen
- ☐ chest
- ☐ neck
- ☐ loin
- ☐ back
- ☐ pubic
- ☐ muscle
- ☐ joints
- ☐ bone

Respiratory

- ☐ cough
- ☐ coryza
- ☐ sore throat
- ☐ dyspnoea
- ☐ pleuritic pain
- ☐ sputum
- ☐ haemoptysis

Urinary

- ☐ dysuria
- ☐ frequency
- ☐ strangury
- ☐ discoloration

Neurological

- ☐ vision
- ☐ photophobia
- ☐ blackouts
- ☐ diplopia

CVS

- ☐ dyspnoea
- ☐ palpatations
- ☐ ht irregularity

GIS

- ☐ diarrhoea
- ☐ melaena

9. Description of Pain

Pain	Description
ache	일반 통증
dull	둔한 통증
moderated pain	중간 정도의 통증
sharp pain	날카로운 통증
boring	드릴로 뚫는 듯한 통증
burning	쓰라린 통증
colicky	강도와 빈도가 다양한 간헐적인 통증
cramp	경련, 수축하는 통증
crushing	누르는 듯한 통증
gnawing	따끔한 통증
gripping	꽉 쥐는 통증
numbness	감각이 없는 통증
ongoing	계속되는 통증
scalding	데이는 듯한 통증
splitting	쪼개지는 듯한 통증
stabbing	찌르는 듯한 통증
steady	은근히 지속적인 통증
stinging	벌레에게 쏘이듯이 날카롭고 쓰라린 통증
tender	누르면 아픈 통증
throbbing	욱신욱신하는 통증
The pain comes and goes(on and off) 통증이 있다, 없다 한다. The pain comes all of a sudden 통증이 갑자기 온다	

10. Case Notes

<table>
<tr><td colspan="2">SURNAM Park</td><td>FIRST NAME Chris</td></tr>
<tr><td colspan="3">ADDRESS 47th street, Oakcheon, Korea</td></tr>
<tr><td>D.O.B
24/05/74</td><td>SEX M</td><td>MARITAL STATUS married</td></tr>
<tr><td colspan="2">OCCUPATION Professor</td><td></td></tr>
<tr><td colspan="3">PRESENTING COMPLAINT

abdominal pain
constipation & diarrhea
no bowel movement</td></tr>
<tr><td colspan="3">O/E
General condition

obese</td></tr>
</table>

Vocabulary

surname: 성
D. O. B: Date of Birth
Marital status: 결혼 상태
O/E: 검사소견(On Examination)

11. General Check up

□ Fundamental exams:

Height/Weight/Obesity/Blood pressure
Eye exam
Urine/Fecal test
Pulmonary Function test
Electrocardiogram
Chest X-ray

□ Blood exams:

Rheumatic factor, Pancreas/Diabetes, Anti-A, B, C type hepatitis, Anti-HIV
Liver function, Kidney function, Thyroid function test, Testosterone, Tumor markers

□ Gastrointestinal system:

Colonoscopy

□ Cardiovascular system

□ Endocrine system:

Thyroid Ultrasonogram

□ Respiratory system:

Low-dose chest CT

□ Others:

Bone Densitometry

Dental exam & X-ray(panorama)

□ Special test:

Brain MRI & MR angiography, PET-CT

1) Check up instruction expression

□ Height

- Would you step on the scale and stand with both feet securely?
- Please turn round with your back to the scale. Your heels should touch the edge at the measuring bar. Stand upright. Now you can step down.

□ Weight

- I am going to use a scale to weigh you. Please step on the scale. Stay still for a moment.

□ Temperature

- I am here to take your temperature.

□ B. P.

- I'll check your blood pressure(I'd like to check your blood pressure).
- Your blood pressure is normal.
- Your blood pressure is slightly high.

□ Purse

- Would you give me your right wrist?
- I am going to take your vital signs and listen to your heart rate.
- Your pulse is normal.

□ Blood

- I'll need to take a blood sample. Please sit here and roll up your sleeve.
- I am going to draw some blood.
- Let's take a blood sample.
- I'll put a tourniquet on your arm. It's going to sting.
- Press this against your arm until the bleeding stops.
  Don't rub the area.

1) 검진 지시 표현

□ 키

- 저울에 올라가서 양발을 똑바로 하고 서주시겠습니까?
- 저울 쪽으로 등이 향하도록 돌아서 주십시오. 발꿈치가 저울 막대의 끝부분에 닿도록 서주십시오. 똑바로 서세요. 자 이제 내려오셔도 됩니다.

□ 몸무게

- 몸무게를 재도록 하겠습니다. 저울에 올라가 주십시오. 잠시 움직이지 마시고 가만히 계세요.

□ 체온

- 체온을 재러 왔습니다.

□ 혈압

- 혈압을 재겠습니다.
- 혈압이 정상입니다.
- 혈압이 약간 높습니다.

□ 맥박

- 오른쪽 팔목을 내밀어 주십시오.
- 바이탈 사인을 재고 심장 박동을 듣겠습니다.
- 맥박이 정상입니다.

□ 혈액

- 혈액 샘플을 뽑아야 합니다. 여기 앉아서 소매를 걷어 주세요.
- 혈액을 뽑겠습니다.
- 팔에 압박대를 묶을게요. 조금 따가울 겁니다.
- 피가 멈출 때까지 이것을 누르고 계십시오. 문지르시면 안 됩니다.

□ Urine & Fecal

- Please give me a urine sample in this cup.
- Please collect a bowel sample in this container. A small amount is okay.

□ X-ray & CT & MRI

- I will send you for a X-ray to check your chest.
- I will take an X-ray of your ankle.
- Let's get ready for CT scanning.
- Please drink all of this to empty your bowels before the barium enema.
- I would like you to change into this gown.
- We'll put gel on your tummy.

□ **소변 & 대변**

- 이 컵에 소변 샘플을 받아 저에게 주십시오.
- 이 용기에 대변 샘플을 가져오세요. 작은 양이라도 괜찮습니다.

□ **X-레이 & CT & MRI**

- 가슴 부위를 체크하기 위해 X-레이실로 안내하겠습니다.
- 발목의 X-레이를 찍겠습니다.
- CT 촬영 준비를 합시다.
- 바륨 관장을 하기 전에 장을 비우기 위해 이것을 모두 마시세요.
- 이 가운으로 갈아입으세요.
- 배에 젤을 바르겠습니다.

Dialogue for basic check up

Nurse: Hello, Mr Green. Nice to meet you. I am Joan.
I'll help you to complete these basic examines.

Patient: Thanks. What do I do first?

Nurse: OK, first you need to measure your height and weight. Please follow me.

Patient: Yes.

Nurse: Well, Mr. Green. Take off shoes and step on the scale.

Patient: OK.

Nurse: Your heels should touch the edge at the measuring bar. Stand upright. Stay still.
OK, now step down.

Patient: How much do I weigh?

Nurse: Your height is 5 feet and 6 inches, and you weigh 160 pounds.

Patient: Oh my. I gained 5 pounds.

Nurse: Did you? Well now let me check your blood pressure.

Patient: Yes. Right arm? or left arm?

Nurse: As you like.

Patient: All right. How is it?

Nurse: Your blood pressure is 140/90. It's slightly high.
Your purse is normal.
OK, now let's go to the next room to get blood sample.
I will put a tourniquet on your arm.

Patient: Um, I am nervous.

Nurse: Don't be nervous. It's going to sting but it doesn't hurt a lot.
Make a fist. Now let go.
OK, very good. Well done.
Don't rub the area. Just press down for a minute.

2) Physical instructions

Movement	Description
Bend down	몸을 구부리세요(몸을 숙이세요)
Bend over backward	몸을 뒤로 구부리세요
Bend over forward	몸을 앞으로 구부리세요
Breath in/out	숨을 들이쉬세요/숨을 내쉬세요
Take a deep breath and hold it	심호흡을 하시고 숨을 멈추세요
Close eyes	눈을 감으세요
Curl up	몸을 마세요
Follow my fingertip with your eyes	손끝을 눈으로 따라가세요
Keep your knee straight	무릎을 똑바로 하세요
Keep your feet together	발을 딱 붙이세요
Keep your head still	머리를 똑바로 하세요
Let your wrist go floppy	손목을 흔드세요
Lie on the bed	침대에 누우세요
Lie in your side/back	옆으로 누우세요/등을 대고 누우세요
Lie back/stomach	누우세요/엎드리세요
Lift up your arms	팔을 올리세요
Look straight ahead	앞을 똑바로 보세요
Look at something	무언가를 보세요
Make a fist	주먹을 쥐세요
Open your mouth	입을 벌리세요
Point to the finger that moves	움직이는 대로 손가락으로 가리키세요
Pull as hard as you can	힘껏 잡아당기세요
Push as hard as you can	힘껏 미세요
Put your head down	머리를 숙이세요
Put out your tongue	혀를 내미세요

Movement	Description
Raise your leg	다리를 올리세요
Roll on to your back/front	등을 대고/배를 대고 돌아누우세요
Roll over	몸을 돌려 누우세요
Roll up your sleeve	소매를 걷으세요
Sit down	앉으세요
Sit up	똑바로 누우세요
Slide your hand down your side	옆구리 아래로 팔을 내려 놓으세요
Slip off your coat	코트를 벗으세요
Stand straight/up	똑바로 서세요
Take off your top things	상의를 벗으세요
Tilt your head back	머리를 뒤로 기울이세요
Touch your shoulder with your chin	턱으로 어깨를 만지세요
Turn your head to the left	왼쪽으로 고개를 돌리세요
Turn on your side	옆으로 돌아누우세요

Dialogue for Reflection

Doctor: Good morning, Mr. Brown. What's brought you here today?

Patient: I have a terrible lower back pain and feel numbness down the legs.

Doctor: Do you? Now, I want to see you standing. Hands by your side. Stand up straight.

Patient: I can't straighten up.

Doctor: Oh, I see. Could you bend down as far as you can?

Patient: Oh, It hurts.

Doctor: Well. I would like you to lean backwards. See how far you can go. Oh, that's not much either.

Patient: Oh, that's sore.

Doctor: OK. Get onto the bed and lie on the back.

Patient: Yes.

Doctor: I am going to take your left leg and see how far you can raise it.

Patient: Yes, just a little. Just slightly.

Doctor: I am going to bend your knee. How dose that feel?

Patient: Oh, that's worse.

Doctor: Now, I am going to press behind your knee.

Patient: Oh, that hurts a lot.

Doctor: OK. Get down from the bed.

Vocabulary

numbness: 무감각
straighten up: 똑바로 서다
backwards: 뒤로

3) Check points before health screening

Morning Health Screening

□ Avoid meat, drink, and overwork 2~3 days before medical checkup.

□ Keeping a fast for 8 hours at least.

□ Take a light dinner before 7:00 P.M. on the day before medical examination and fast from 12:00 P.M. Avoid water, drug, gum, and tobacco after 9:00 P.M.

□ For clients who reserved gastroscopy under conscious sedation(sleep), abstain from driving by reference to the Medical Examination Notice.

Preparations on the day of medical examination

□ Those who take blood pressure therapies should take a least amount of water on 6:00 A.M.

□ Those who take diabetic therapies should prohibit from taking insulin or diabetic drug in the morning of the medical examination day.

□ Prepare and take the Health Medical and Nutrition Questionnaires without fail.

□ Put and take feces in the feces container.

□ Urine test is included in medical examination items; take urine in the Urine Room after receipt.

Other information

□ For female clients, 9 days after menstruation starts (immediately after menstruation ends) are desirable, and those who took hysterectomy should also take gynecological examinations to see any abnormal condition of the organs in the pelvis.

□ Abstain from sexual activity, vaginal tablet and cream in 24 hours prior to Cervical Pap Smear among gynecological examinations.

□ Keep the reserved time.

□ Restrain from carrying articles of value and being accompanied by children and guardian.

3) 건강 검진 전 주의 사항

오전 검진

□ 건강 검진 2~3일 전까지 육류, 술의 섭취를 피하시고 과로를 하지 마십시오.
□ 검진 전 최소 8시간 동안 금식하십시오.
□ 검진 전날 오후 7시 이전에 가벼운 저녁 식사를 하시고 밤 12시 이후에는 금식입니다. 오후 9시 이후에는 물, 약, 껌, 담배는 피하셔야 합니다.
□ 수면 내시경을 예약하신 고객님께서는 의료검진 주의 사항에 의거해 당일 운전을 삼가십시오.

당일 검진 준비 사항

□ 혈압 치료를 받고 계신 고객님은 오전 6시 정도까지는 최소한의 물을 섭취하십시오.

□ 당뇨 치료를 받고 계신 고객님들은 건강 검진 당일 아침 인슐린이나 당뇨약 복용을 금하십시오.
□ 의학과 영양 문진표를 빠짐없이 기록해 주십시오.
□ 채변 용기에 대변 샘플을 넣어 주십시오.
□ 소변 검사는 의료 검진에 포함되어 있습니다. 수납 후 소변 검사실에서 소변 샘플을 가져오세요.

기타 정보

□ 여성 고객의 경우, 생리 후 9일(생리가 끝난 직후)이 지나 검진하는 것이 바람직하며 자궁적출 수술을 받은 고객은 자궁골반의 장기들의 상태가 정상인지 확인하기 위해 부인과 검진을 받으셔야 합니다.
□ 부인과 검진 중에서 자궁경부암 검사를 받기 24시간 전에는 성교, 질 치료제나 크림 사용을 자제하십시오.
□ 예약 시간을 정확히 지키십시오.
□ 귀중품은 지참하지 마시고 아이나 보호자를 동반하지 마십시오.

Vocabulary

Keeping a fast: 금식하다
gastroscopy: 위내시경
sedation: 진정
gastroscopy under conscious sedation: 수면 내시경
abstain from: 끊다, 절제하다
prohibit: 금지하다
Health Medical and Nutrition Questionnaires: 건강과 영양 문진표
without fail: 빠짐없이
take feces: 배변 채취
take urine: 소변 채취
menstruation: 월경
hysterectomy: 자궁절제
gynecological: 부인과의
pelvis: 골반
vaginal: 질의
Cervical Pap Smear: 자궁경부 검사
restrain: 금지하다
articles of value: 귀중품

Dialogue for Special Test

Doctor: Hello, Ms Page. Let me check an MRI. Could you wait here for a second?

Patient: OK.

Doctor: Now take off not only your clothes but also any metal such as a watch, mobile phone, wallet, and accessories, and then you can change into a gown.

Patient: Do I have to take off innerwear?

Doctor: Yes, of course. Before MRI test, you're going for a dye allergy reaction test. Please lie down on the bed. I'll start an intravenous. It will be sting a bit.
Now you're going for a brain MRI, It takes about 30min.
Please don't make any movements during the exam.
And I'll give you an earplug for reduce noise.
When you have discomfort during the exam, please push the this button, I'll come in right away. Please relax.
You will be given a dye intravenously. You may feel drug smell in your mouth because of dye. Please keep relax. It's normal reaction.
Ok, it's done. Thank you for cooperation.

Vocabulary

intravenous: 정맥의
earplug: 귀마개

12. Diagnosis

Diagnosis

You are suffering form … You've developed … This is mainly because …

Prognosis

I expect the treatment will … We can never be certain about … Hopefully we can …

Management

I am going to start you on medication (injection …) I am gong to have you admitted to … I expect you will have … I will arrange for you to get …

Dialogue

Doctor: Good morning, Mr Green. Have a seat.

Patient: Hi, I want to know the result of the previous tests.

Doctor: Having examined you, I am certain that you're suffering from angina.

Patient: Oh!

Doctor: You are experiencing pain when you on exertion.
That's because your heart has difficulty functioning well.

Patient: Go on.

Doctor: Let me explain you in detail. As we get older, the blood vessels supplying oxygen to the heart begins to be narrower because of plague. Then they can't supply the oxygen the heart needs. That's why you feel the pain.

Patient: Oh, I see. So what do I should do?

Doctor: I am going to have you admitted to the coronary care center so that you can get a treatment at once. And you will be given an angiogram. I think they may advise angioplasty. Angioplasty is for opening up the blood vessels to the heart in order to provide more oxygen.

Patient: Well. it sounds scary.

Doctor: I understand what you feel. However, you don't have to worry too much. I expect the treatment will improve your pain. Above all, you should quit smoking and start exercising at once. It will help your heart function properly. Do you have any questions?

Patient: No.

Vocabulary

previous: 이전의
angina: 협심증
exertion: 힘을 줌
plague: 병, 이상
angiogram: 혈관 촬영(조영술)

13. Treatment

Option

There are a couple of options …
There are some tests …
If you are still concerned, we can refer you to …
… might help.
I can arrange for …

Advising

Try to avoid cafffeine.
Keep taking … medicine.
Try to change your lifestyle (diet …),
If you don't stop taking …, your symptoms will return.

Dialogue

Doctor: I got a result. Your heart is OK, but you have a high blood pressure.

Patient: Oh, I see.

Doctor: Though your heart still function well, high blood pressure may affect negatively on your heart if you don't get treatment properly. I mean if your blood vessels are not controlled, you can have serious illness like stroke of heart attack.

I will prescribe medicine and take it once before meals.

Most important thing is that you have to modify your habits. Stop smoking and drinking. Try a light exercise.

Patient: I see. I'll try.

14. Operation Procedure

Patient's questions

Is there any other way to treat my problem?
Is there any other options I might have?
Are there any other alternative surgical approaches?
May I choose medication instead of surgery?
Will you explain (describe) the surgery in detail?
What is the success rate?
What kinds of complications will I have after surgery?
How long does it take before I am fully recovered?

Dialogue

Doctor: Hello, Mr. Green.
Your surgery is scheduled at 10 A.M. tomorrow.

Patient: Oh!

Doctor: Do not worry too much. It'll finish very soon.

Patient: How long will it take?

Doctor: 2 and 1/2 hours.

Patient: Oh I see.

Doctor: Don't eat or drink anything after 9 P.M.

Patient: How about water, though?

Doctor: No. Never. Nothing is allowed.

Patient: OK. I'll keep it mind.

Doctor: OK. Everything will be fine. Just relax.
Dr. Jake will come here to explain the surgery in detail about 7 P.M.

1) Preparing for surgery

Preparations for surgery depend on your diagnosis. Your physician will discuss with you how to prepare for your surgery. However, if you will undergo general anesthesia, you may be asked to do the following:

□ Stop drinking and eating for a certain period of time before the time of surgery.

□ Bathe or clean, and possibly shave the area to be operated on undergo various blood tests, X-rays, electrocardiograms, or other procedures necessary for surgery.

□ Sometimes a patient may be asked to take an enema the evening before surgery, to empty the bowels. Please check with your physician.

□ Do not wear makeup the day of surgery.

□ Do not wear nail polish.

□ Do not wear your eye contacts.

□ Leave valuables and jewelry at home.

□ Advise the medical staff of dentures or other prosthetic devices you may be wearing. Often, to make their experience more comfortable and efficient, patients are advised to bring the following:

- ▸ loose-fitting clothes to wear
- ▸ Social Security card number
- ▸ insurance information
- ▸ Medicare or Medicaid

(selected from New York Presbytarian Hospital)

1) 수술 전 준비

수술 준비는 진단에 따라 달라집니다. 담당 주치의가 수술 준비를 어떻게 해야 하는지 환자와 의논할 것입니다. 그러나 전신 마취를 해야 할 경우, 다음의 사항들을 따르도록 권고 받으실 것입니다.

□ 수술 날짜 전 일정 기간 동안 음식과 물 섭취는 금합니다.
□ 수술을 위해 필요한 다양한 혈액 테스트, X-레이, 심전도 검사 그리고 다른 절차가 이루어져 할 몸의 부분을 청결히 목욕하시고 면도하세요.
□ 간혹 환자들은 수술 전 저녁에 장을 비우기 위해 관장이 요구될 때도 있습니다. 의사와 확인하세요.
□ 수술 당일 화장은 금합니다.
□ 매니큐어도 바르시면 안 됩니다.
□ 콘택트렌즈도 끼시면 안 됩니다.
□ 귀중품이나 보석류는 집에 두고 오세요.
□ 환자분이 사용하고 계신 틀니와 치과보철 장치에 대해서는 의료진에게 알려주세요.
환자를 좀 더 편안하게 하고 검진 경험을 좀 더 효율적으로 하기 위해 다음의 물건들을 챙겨오시도록 권고합니다.

- 느슨한 옷
- 사회보장번호(신분증)
- 보험 정보
- 메디케어 또는 메디케이드 카드

Cultural Understanding

미국 보험제도 안내

1. 메디케어(Medicare): 트루먼 정부는 루즈벨트의 뉴딜 정책을 이어가고자 조세로 의료보험을 추진하나 각 권력층의 반대에 직면한다. 정부의 지원이 불필요한 부유층에게도 이루어진다면 정부 예산에 심각한 지출이 염려되며 정부가 의료계를 통제하는 것은 사회주의 발상이라는 거친 비판들이 쏟아졌다. 그러면서도 동시에 여성, 노인, 아동 등 사회약자들의 보호정책이 강력하게 주장되자 정부는 국민의 요구를 수용하는 절충적 방안으로 노인을 대상으로 하는 부분적 의료보장제도를 제안하게 된다. 그 후 끊임없이 논쟁이 이어지다가 본격적으로 법안이 검토된 것은 1958년부터이다. 이 시기부터 법안이 통과된 1965년까지 가장 기여를 많이 한 집단은 노인협의회(National Council of Senior Citizens)이다. 이들은 단기간에 60만 명의 회원을 확보하며 이익 집단으로 성장한다. 이들의 강력한 요구와 케네디 정부의 진보성향이 결합하여 결국 노인을 위한 공보험 메디케어가 선택되었다.

   1) 대상자: 메디케어는 사회보장세를 지불한 사람에 한해 그들이 65세가 된 이후 지급하는 의료보조제도이다. 그 밖에 장애인, 만성 신부전 환자, 루게릭 환자 등이 포함된다.

   2) 개요: 메디케어는 4파트로 구성되어 있다.

   Part A: 자격이 있는 사람들에게 무료로 제공되며 병원, 양로원(의료 치료가 요구되는 경우에 한함), 호스피스, 가정 간호 서비스 등 입원비가 커버된다. 메디케어로 혜택 받을 수 있는 최장 입원기간은 90일을 넘지 못하며 그중에 60일간은 전액 보험혜택을 받고 그 후에는 본인 부담이다. 이 부분의 재정은 세금으로 충족되며 메디케어 지출의 절반에 해당된다.

   Part B: 파트 A의 보충적 보험으로 의사비용 및 통원치료비가 포함되는데 의료비용의 80%까지 받을 수 있다. Part B에 포함되는 의료비용은 각종 X-레이, 마취, 수술, 정신신경과 등이 있는데 정신질환의 경우에는 비용의 50%까지만 해당된다. Part A에 가입될 자격여건이 있는 사람은 자동적으로 Part B에 가입이 되는데 Part B는 월 의료보험료를 별도로 부담해야 하므로 [대개의 경우 소셜 시큐리티(Social Security)에서 받는 연금에서 매달 자동 공제된다] 원하지 않는 사람은 Part B에 가입을 하지 않아도 된다. 메디케어의 재원은 가입자의 보험료(25%)와 일반 예산(75%)으로 전체 지출의 1/3이 Part B에 쓰인다.

Part C: 별도의 관료 의료방식으로 보험 가입을 원하는 대상자가 민간보험에 가입한 후 연방정부가 보험료를 부담하는 방식이다. 일종의 위탁 관리 시스템이라고 할 수 있다.

Part D: 외래 처방약 급여이다.

2. 메디케이드(Medicaid): 사회의 빈곤층을 위한 보장제도이다. 주정부에서 연방정부의 보조금을 받아 운영되는데 혜택이나 보험 내용은 일반 보험과 유사하다. 가입자는 주정부에서 제공하는 일정 수준 이하의 재산을 가지고 있는 사람을 대상으로 하므로 연령 제한을 두지 않으며 가입자격이 갖추어진 것으로 결정되면 가입자에게는 별도의 부담이 없는 무료 의료보험제도이다.

이 메디케이드의 대상자는 범주적 필요군, 의학적 필요군, 특수 집단으로 나뉘어 정해진다. 범주적 필요군은 소득을 기준으로 정하는 것으로 빈곤선 기준에 따라 급여가 결정된다. 의학적 필요군의 대상자들은 의학적 건강 상태를 기준으로 대상자를 결정하는데 산후 60일까지의 산모, 18세 이후의 어린이와 청소년, 시각 장애인 등을 포함한다. 마지막 특수 집단에 속하는 대상자들은 빈곤선 100% 이하의 저소득층, 자궁암이나 유방암 등 여성암에 걸린 여성, 무보험 결핵환자 등이다. 메디케이드의 운영은 연방정부와 주정부가 공동으로 맡아 관리한다.

2) Test performed before surgery

Many surgeons order routine laboratory tests before admission to the hospital, or even before certain outpatient procedures, to identify potential problems that might complicate surgery if not detected and treated early. According to the US Food and Drug Administration (FDA), some of the most common tests performed before surgery (and possible reasons/symptoms why they are performed) are included in the following list:

□ chest X-rays: a diagnostic test which uses invisible electromagnetic energy beams to produce images of internal tissues, bones, and organs onto film; may be used to help diagnose causes of shortness of breath, chest pain, cough, fever of unknown origin, and other abnormal heart, respiratory, and lung sounds.

□ electrocardiogram (ECG or EKG): a test that records the electrical activity of the heart, shows abnormal rhythms (arrhythmias or dysrhythmias), detects heart muscle damage, and helps determine the cause of chest pain, heart palpitations, and heart murmurs.

□ urinalysis: may be used to diagnose kidney and bladder infections, and diabetes. A urinalysis can also detect drugs present in the body.

□ white blood count: may be used to diagnose fever of unknown origin, infection, and use of drugs known to affect white blood counts.

The following tests, used on blood and urine specimens, measure certain substances and electrolytes in the body:

- glucose: helps to identify causes of excessive sweating with tremor or anxiety, muscle weakness, diabetes, pancreatitis, cystic fibrosis, altered mental status, and alcoholism.
- potassium: helps to identify causes of vomiting, diarrhea, congestive heart failure, muscle weakness, tissue damage, hypertension, and diabetes.
- sodium: helps to identify causes of vomiting, diarrhea, excessive sweating, dehydration, pulmonary disease, central nervous system disease, congestive heart failure, and cirrhosis of the liver.

2) 수술 전 시행되는 검사

많은 외과 의사들은 환자가 병원에 입원하거나 어떤 외래 절차를 받기 전에 일반적인 임상 테스트를 하도록 요구합니다. 초기에 발견되지 않거나 치료되지 않아 합병증을 유발할 수 있는 잠재적 문제들을 찾아내기 위한 조치입니다. 미국 식약청(FDA)에 따르면 수술 전에 행해지는 검진 (검진이 이루어져야 할 이유와 증상) 중 가장 일반적인 것들이 다음의 목록에 안내되어 있습니다.

□ 흉부 X-레이: 내부 조직, 뼈 그리고 장기 이미지를 비가시적인 전자기 빔을 이용해서 필름으로 찍어내는 진단 테스트이며 호흡 곤란, 가슴통증, 기침, 원인불명의 열 그리고 비정상적인 심장, 호흡, 폐 소리의 원인을 진단하는 데 이용됩니다.

□ 심전도(ECG or EKG): 심장의 전기 반응, 비정상적 리듬(부정맥, 율동 부정)을 보여 주고, 심장 근육 손상을 찾아내고 가슴 통증, 심장 박동 그리고 심잡음의 원인을 결정하는 데 도움을 줍니다.

□ 소변 검사: 방광 감염과 당뇨를 진단하는 데 이용된다. 소변 검사는 체내에 있는 약성분을 찾아낼 수 있습니다.

□ 백혈구 수치: 원인 불명의 열의 원인, 감염, 백혈구 수치에 영향을 미치는 약의 사용을 위해 이용됩니다.

혈액과 소변 샘플에 이용된 다음의 검사들은 체내의 물질과 전해질을 측정합니다.

- 포도당: 떨림 또는 불안으로 인한 과도한 발한, 근육 허약증, 당뇨, 췌장, 낭성 섬유종, 변성 정신 상태, 알코올 중독 등의 원인을 찾는 데 도움을 줍니다.
- 포타슘: 구토, 설사, 울혈성 심부전증, 근육 허약증, 조직 손상, 고혈압, 당뇨의 원인을 찾는 데 도움을 줍니다.
- 나트륨: 구토, 설사, 과도한 땀, 탈수, 호흡 질환, 중앙 신경계 질환, 울혈성 심부전증, 간경변 등의 원인을 찾는 데 도움을 줍니다.

If you have questions or concerns about any of the tests ordered by your physician, and the importance of having them, be sure to address them before having surgery.

(selected from New York Presbytarian Hospital)

의사의 지시에 의해 행해지는 검진에 대해 의문점이나 걱정되는 부분, 검진의 중요성에 대해 질문이 있으시면 수술 전에 알려 주십시오.

Vocabulary

electromagnetic: 전자기
internal: 내부의
arrhythmias: 부정맥
dysrhythmias: 율동 부정
hear palpitation: 심장 박동
heart murmurs: 심잡음
electrolyte: 전해질
cystic fibrosis: 낭성 섬유종
congestive heart failure: 울혈성 심부전증
cirrhosis: 간경변

3) Anesthesia

During surgery, you will be given some form of anesthesia-medication administered for the relief of pain and sensation during surgery. The type and dosage of anesthesia is administered by the anesthesiologist. When a patient faces surgery, he or she will meet with the anesthesiologist or nurse anesthetist before the procedure. The anesthesiologist will review the patient's medical condition and history to plan the appropriate anesthetic for surgery.

There are various forms of anesthesia. The type of anesthesia you will receive will depend on the type of surgery and your medical condition. Usually, an anesthesiologist will administer a sedative in addition to the anesthetic. The different types of anesthesia include the following:

□ local anesthesia: local anesthesia is an anesthetic agent given to temporarily stop the sense of pain in a particular area of the body. A patient remains conscious during a local anesthetic. For minor surgery, a local anesthetic can be administered via injection to the site. However, when a large area needs to be numbed, or if a local anesthetic injection will not penetrate deep enough, physicians may use regional anesthetics.

□ regional anesthesia: regional anesthesia is used to numb only the portion of the body which will receive the surgical procedure. Usually an injection of local anesthetic is given in the area of nerves that provide feeling to that part of the body. There are several forms of regional anesthetics, two of which are described below:

- ▸ spinal anesthetic: a spinal athestheic is used for lower abdominal, pelvic, rectal, or lower extremity surgery. This type of anesthetic involves injecting a single dose of the anesthetic medication into the subarachnoid space, which surrounds the spinal cord. The injection is made into the lower back, below the end of the spinal cord, and causes numbness in the lower body. In some situations, such as a prolonged procedure, continuous spinal anesthesia may be used. A thin catheter (hollow tube) is left in place in the subarachnoid space for additional injections of the anesthetic agent, which ensures numbness during the length of the procedure.

3) 마취

수술 받는 동안, 통증 완화와 안정을 위해 마취제가 투여됩니다. 마취제의 유형과 투여량은 마취과 의사의 견해에 따릅니다. 환자가 수술이 결정되었을 때, 수술 전에 마취담당의와 마취담당 간호사를 만나게 됩니다. 마취담당의는 환자의 의료 상태와 병력을 확인하고 수술에 필요한 적절한 마취제를 계획합니다.

마취제의 유형은 다양합니다. 환자분이 투여받을 마취제의 유형은 수술의 형태와 의료 상태에 따라 달라집니다. 보통, 마취과 의사는 마취 외에 진정제 역시 관리합니다. 마취제의 유형은 다음과 같습니다.

□ 국소마취: 국소마취는 신체의 특정 부위의 통증을 일시적으로 멈추게 하는 데 이용됩니다. 환자는 국소마취 상태에서 의식이 있습니다. 다소 간단한 수술의 경우 국소마취는 주사를 통해 마취 부위로 투여됩니다. 그러나 다소 넓은 부위의 마취가 필요할 경우나 국소마취제가 충분히 깊게 투여되지 않을 경우 의사는 국부마취를 시도할 것입니다.

□ 국부마취: 국부마취는 수술 절차를 받게 될 신체의 일부를 마취할 때 이용됩니다. 국부마취의 투여는 신체의 일부에 감각을 전달하는 신경 부위에 투여됩니다. 국부마취에는 여러 유형이 있으며 그중 두 유형은 다음과 같습니다.

- 척추 마취: 척추 마취는 하복부, 골반, 직장, 하반신 마취에 이용됩니다. 이 마취 유형은 척추를 둘러싸고 있는 지주막 하강 부위에 마취제를 한 번 투여하는 것입니다. 마취 주사는 허리 하반부, 척추 아래에 놓아지고 하반신을 마취합니다. 어떤 상황에서는 지속적인 척추 마취가 사용될 수 있습니다. 수술 기간 동안, 마취의 효과를 유지하기 위해 지주막 하강 부위에 얇은 카테터관(텅빈 관)을 남겨 놓습니다.

- epidural anesthetic: the epidural anesthetic is similar to a spinal anesthetic and is commonly used for surgery of the lower limbs and during labor and childbirth. This type of anesthesia involves continually infusing an anesthetic medication through a thin catheter (hollow tube). The catheter is placed into the space that surrounds the spinal cord in the lower back (just outside the subarachnoid space), causing numbness in the lower body. Epidural anesthesia may also be used for chest surgical procedures. In this case, the anesthetic medication is injected at a higher location in the back to numb the chest and abdominal areas.
- general anesthesia: general anesthesia is an anesthetic used to induce unconsciousness during surgery. The medication is either inhaled through a breathing mask or tube, or administered through an intravenous line (a thin plastic tube inserted into a vein, usually in the patient's forearm). A breathing tube may be inserted into the windpipe to maintain proper breathing during surgery. Once the surgery is complete, the anesthesiologist ceases the anesthetic and the patient wakes up in the recovery room.

▸ 무통 마취: 무통 마취는 척추 마취와 비슷하며 하반신 수술, 분만과 출산 시에 주로 이용됩니다. 이 마취 유형은 얇은 관을 통해 마취제가 투여됩니다. 카테터는 하반신의 마취를 일으키기 위해 하반신(지주막 하강 외부)의 척추 주변에 삽입됩니다. 무통 마취는 흉부 수술에 이용되는 마취법입니다. 이런 경우, 마취약은 가슴과 복부 부위의 마취를 위해 등의 상반 부분에 주사가 투여됩니다.

▸ 전신 마취: 전신 마취는 수술하는 동안 무의식 상태를 유도하는 데 이용됩니다. 마취약은 호흡 마스크나 튜브를 통해 흡입되거나 정맥 링거줄(환자의 팔에 꽂혀 있는 정맥 주사에 연결된 얇은 플라스틱 관)을 통해 투여됩니다. 호흡 튜브는 수술 동안 적절한 호흡을 유지하기 위해 기관지로 삽입될 수도 있습니다. 일단 수술이 완료되면 마취과 의사는 마취를 중단하고 환자는 회복실에서 깨어날 준비를 합니다.

Vocabulary

dosage: 복용
penetrate: (깊게 주사가) 들어가다.
rectal: 직장의
extremity: 사지
subarachnoid: 지주막 하강
inhale: 흡입
windpipe: 기관(지)

4) Checklist for surgery / Consent forms / Insurance information

(1) Checklist for surgery:

The decision to have surgery is a very important one. You will need to be fully informed and prepared for the surgery, as well as for any special needs that you may have following the surgery. Your preparation will affect the outcome and the results. The following is a checklist to assist you in your preparation for surgery:

- Make a list of questions to ask your physician/surgeon regarding the type of surgery recommended.
- Determine if the surgical procedure is right for you.
- Obtain a second opinion, if desired.
- Check with your health plan regarding costs and coverages of the upcoming surgery.
- Obtain costs from physicians and hospital or outpatient facility.
- Schedule the surgery.
- Prepare lists of prescription medications, over-the-counter medications, herbal supplements, even illegal substances that you are currently taking (or have recently taken) for physicians; review with the anesthesiologist and surgeons.
- Schedule preoperative laboratory tests.
- Arrange for preoperative interview with the anesthesiologist.
- Follow all instructions during the weeks and days preceding surgery.
- Discontinue indicated prescription or over-the-counter medications and herbal supplements prior to surgery, as directed by your surgeon/physician.
- Arrange for necessary home care, equipment, etc., following surgery.
- Sign all informed consent, and other legal forms, before surgery.
- Quit smoking to help in your recovery process.

4) 수술 / 동의서 / 보험 정보에 대한 체크 리스트

(1) 수술 체크 사항

수술 결정은 매우 중요합니다. 환자분은 충분히 정보를 받으시고 수술 이후 특별 요구뿐만 아니라 수술에 대한 준비를 하셔야 합니다. 환자분의 준비 정도가 수술 결과에 영향을 미칠 것입니다. 다음의 리스트는 수술을 준비하는 데 도움이 될 목록입니다.

- 추천된 수술 유형과 관련해 의사나 외과의에게 물어볼 질문의 목록을 만드세요.

- 수술 절차가 환자분에게 맞는 것인지 결정하세요.
- 원하신다면 2차 의견도 들어보십시오.
- 수술의 비용과 보험 적용 등 건강 플랜을 체크하세요.
- 의사나 병원 또는 외래 시설로부터 비용을 견적내 보세요.
- 수술 날짜를 잡으세요.
- 당신이 최근에 섭취하고 있는 약 처방, 약국 구매용 약, 허브 보조제(한약), 심지어 최근 복용중인 불법약의 목록까지 준비하세요. 마취과 의사와 외과 의사와 검토하세요.

- 수술 전 임상 테스트 스케줄을 정하세요.
- 마취과 의사와 수술 전 인터뷰 스케줄을 정하세요.
- 수술 치료에 걸리는 몇 주간 이 모든 지시 사항들을 따르세요.
- 여러분의 외과 의사나 의사가 지시하는 대로 수술 전에 지시된 약 처방과 약국 처방용 약과 허브 보조제 복용을 멈추세요.
- 수술 후 필요한 홈 케어와 장비를 준비하세요.
- 수술 전 모든 정보 동의와 다른 법률 서류에 모두 사인하세요.
- 금연이 회복 과정에서 도움이 될 것입니다.

(2) What is an informed consent form?

Prior to surgery, you will receive a careful explanation of the procedure, its purpose, any risks, and the expected outcome. You may also be asked to sign an "informed consent" form, which states in detail that you understand everything involved with your surgery. You should read through the consent carefully before signing it. If you have any questions or need more information, ask your physician.

(3) What are advance directives?

In certain surgeries, where significant risks are involved, hospital staff may encourage you to prepare "advance directives." Advance directives are legal documents that state a patient's preference in treatment and resuscitation—if the patient is unable to speak for himself or herself. There are two types of advance directives:

- Living Will: This document states a patient's wishes in the withholding or withdrawing of life support, if the patient suffers from an incurable and terminal condition.
- Durable Power of Attorney for Healthcare: This document designates another person to make healthcare decisions if the patient is no longer able to make them. This designated person also has the power to make the final decision about cessation of treatment.

① What about minors consent to medical care?

Parental consent is required for any diagnostic procedure or surgery on a pre-adolescent child. However, "emancipated" adolescents may consent to their own medical care. An emancipated adolescent is someone who meets any of the following criteria:

- is married
- attends college away from home
- has a child
- is in the military service

(2) 정보 동의 서류는 무엇인가?

수술 전에 환자분은 수술절차, 목적, 위험성 또는 예견된 결과 등에 대해 신중하게 설명을 들을 것입니다. 환자분은 수술과 관련된 모든 것을 상세히 이해한다는 것을 증명하는 '정보 동의' 서류에 사인하셔야 할지 모릅니다. 서명하시기 전에 동의 서류 내용을 상세히 읽어 보시기 바랍니다. 질문이나 더 많은 정보가 필요하시면 의사와 상의하십시오.

(3) 사전 의료 지시서란 무엇인가?

심각한 위험이 연관된 어떤 수술의 경우, 병원 의료진은 '사전 의료 지시서'를 준비하도록 격려할 수 있습니다. 사전 의료 지시서는 치료나 소생술—환자가 자신을 대변할 수 없다면—에 있어 환자의 선취권을 천명하는 법적 서류입니다. 이 사전 의료 지시서에는 두 가지 유형이 있습니다.

▸ 사망 선택 유언: 이 서류는 환자가 불치병이나 말기 상태에서 고통당하고 있을 때 생명 유지 장치를 계속 유지할 것인지, 제거할 것인지에 대한 환자의 소망을 나타냅니다.
▸ 건강 의료 법적 위임권: 환자가 더 이상 결정을 할 수 없을 때 건강 관리 결정을 타인에게 지정하는 것입니다. 이 지정된 사람은 치료의 중단에 대해 최종 결정을 내릴 수 있는 권한을 가지고 있습니다.

① 의료케어에 소아청소년 동의는 무엇인가?

부모의 동의는 소아기 아동에 대한 진단 절차나 수술에 요구됩니다. 그러나 '자립한(emancipated)' 청소년의 경우는 자신의 의료 케어를 스스로 동의할 수 있습니다. 자립 청소년들은 다음의 기준을 충족시켜야 인정됩니다.

▸ 결혼한 경우
▸ 집에서 독립해 대학에 다니는 경우
▸ 자녀를 둔 경우
▸ 군대 복무중인 경우

② What happens when the adult patient cannot consent?

Sometimes an adult patient cannot make decisions (temporarily or permanently) about medical care, either because of accidental unconsciousness, confusion due to old age, or severe illness. In those instances, a family member will be asked to make any necessary medical decisions.

② 성인 환자가 동의할 수 없을 때 발생하는 일은 무엇인가?

간혹 성인 환자가 사고로 인해 무의식 상태이거나, 고연령이나 질환으로 인해 판단이 흐려 의료 케어에 대해 결정(일시적 또는 영구적)을 할 수 없을 때가 있다. 이러한 경우에 가족들이 필요한 의료 결정을 내리도록 요구받게 될 것이다.

〈수술 서식 예 1〉

수술에 대한 설명 및 동의서

1. 귀하의 현재 상태:

2. 추가적인 검사의 필요성:

3. 귀하의 위 증세를 완화시키기 위한 방법
   1) 수술명:
   2) 수술의 목적:
   3) 수술의 방법:
      (1) (   ) 마취 후 수술을 시행합니다.
      (2)
   4) 귀하가 알아야 할 치료 경과는 다음과 같습니다.

4. 시술의 후유증 내지 합병증

5. 이 수술 이외의 치료 방법

6. 치료를 하지 않을 경우

7. 귀하의 경우 현재 다음과 같은 특이사항이 있습니다.
   1) ______________________________
   2) ______________________________

8. 서약
   본인의 치료를 위한 수술 방법과 시술에 따른 합병증에 대하여 충분히 이해하였으므로, 수술 후 후유증 발생의 위험을 감수하고 본 시술을 받을 것을 신청합니다. 아울러 시술에 따른 모든 지시 사항을 충실히 이행하며 주치의와 시술 의사의 지시와 판단에 전적으로 협조할 것을 서약합니다.

년 월 일

주치의(설명의사): ____________ ㉁

환자: ____________ ㉁

환자와의 관계: __________ 보호자(법정대리인)서명: ____________ ㉁

출처: 강남성모병원, 발췌: 양서희 외, 2009, 기본 간호학(하권)

수술 전 환자 교육 점검표

진찰번호:

성별: 연령:

성명:

병동: 병실: 침상번호:

교육내용	예	아니오	비고
1. 수술의 종류, 목적, 절차와 수술 소요 시간을 설명한다.			
2. 수술 동의서를 쓰는 목적과 방법을 설명한다.			
3. 수술 전에 수술을 위한 검사의 종류와 목적을 설명한다.			
4. 수술 전 준비로 수술 전날 밤 12시부터 금식하는 이유를 설명한다.			
5. 수술 전 준비로 수술 부위를 면도하는 이유를 설명한다.			
6. 수술 전 준비로 관장하는 목적과 절차를 설명한다.			
7. 수술 전 불안을 감소시키기 위해 심리적 지지를 해주고 같은 질병으로 수술한 환자를 만나도록 도와준다.			
8. 수술 전날 수술 팀의 일원인 마취과 의사가 방문, 설명한다.			
9. 수술 전 투약의 약물과 그 효과에 대해 설명한다.			
10. 수술실 환경에 대한 정보를 제공한다.			
11. 수술 후 병실로 오기 전 머물게 되는 회복실 환경에 대해 설명한다.			
12. 수술 후 중환자실을 거쳐 병실로 오는 것이 예상되는 환자의 경우 수술 후 중환자실에서 머무는 것이 필요한 이유에 대해 설명한다.			
13. 수술 후 기침, 심호흡, 체위 변경의 목적을 설명한다.			
14. 수술 후 시행해야 할 기침 방법을 시범한다.			
15. 수술 후 시행해야 할 심호흡 방법을 시범한다.			
16. 수술 후 시행해야 할 체위 변경 방법을 시범한다.			
17. 수술 후 운동의 목적을 설명한다.			
18. 수술 후 시행해야 할 다리운동을 시범한다.			
19. 수술 후 시행해야 할 발목운동을 시범한다.			
20. 수술 후 시행해야 할 무릎운동을 시범한다.			
21. 수술 후 시행해야 할 대퇴사두근 운동 방법을 시범한다.			
22. 수술 후 조기이상의 목적을 설명한다.			
23. 수술 후 몸에 지니게 될 관(튜브), 상처 부위 드레싱, 그에 따른 간호에 대해 설명한다.			
24. 수술 후 필요한 위장흡인기, 산소기구, 배액관, 정체도뇨관 등에 대해 설명한다.			
25. 수술 후 통증, 갈증, 불편감에 대해 설명한다.			
26. 종교적 도움을 필요로 하는 경우 이용할 수 있는 자원에 대해 설명한다.			

출처: 양서희 외, 2009, 기본 간호학(하권), p.200

과	병동	침상

수술 전 체크리스트

확인내용	병동	마취과
1. 환자 확인(이름, Chart, Blue Sheet, Citograph, X-ray film)		
2. 금식		
3. 수술 전 약물 투여 기록지, 활력징후 기록지		
4. 청약서(수술·마취)		
5. 의치·안경·콘택트렌즈·가발·보청기 제거		
6. 귀중품 및 장신구 제거(핀, 반지, 시계, 목걸이, 귀고리, 현금)		
7. 화장 제거(입술, 볼연지, 매니큐어 등),머리손질		
8. 리넨 교환 및 수술복 착용(속옷 제거)		
9. 알레르기 확인(약물, 반창고 등)		
10. 완전 배뇨 또는 유치도뇨 삽입		
11. 비위관 삽입		
12. 관장 또는 배변		
13. 수술 부위 피부 준비(삭모)		
14. 기타		

날짜: ____________________

수행 간호사: ______________

수간호사: ______________

: ______________

* 해당사항이 없을 시에는 (−)로 기록한다.

출처: 양서희 외, 2009, 기본 간호학(하권), p.472

수술 전 점검표

1. 환자 성명: ____________ 날짜: ___________ 키: ______________ 몸무게: ____________

2. 수술동의서: ____________________________ 특수검사 승낙서: ___________

3. 현 병력과 신체검진: ____________________ 날짜: __________________

4. 임상기록: ______________________
   혈액검사: ____________ 헤모글로빈: ______ 소변검사: ___________ 헤마토크릿: _______

5. 점검내용 | 있음 | 제거

점검내용	있음	제거
a. 정상 치아	________	________
- 의치	________	________
b. 콘택트렌즈	________	________
c. 다른 보철기 종류	________	________
d. 보석		
- 반지	________	________
- 귀고리	________	________
- 목걸이	________	________
e. 화장	________	________
f. 의복		
- 수술 가운	________	________
- 모자	________	________
- 생리대	________	________

6. 가족의 대기 장소: _______________________________

7. 귀중품 보관: _______________________________

8. 혈액 준비: _____________ 혈액 처방 유무: _____________ 혈액 보관 장소: ____________

9. 마취 전 투약 약명: ______________ 시간: _________

10. 배뇨: _________ 양: _________ 시간: _________ 카테터: _________ 구강간호: _________

11. 활력징후 T: _________ P: _________ R: _________ BP: _________

12. 특이사항/주의점(알레르기, 난청 등): _________________________

13. 피부 준비 부위: ____

14. 서명: __________________________________ 날짜: ______________ 시간: ______________

출처: 양서희 외, 2009, 기본 간호학(하권), p.201

Dialogue

Doctor: Mr. Green? I am your surgeon Jake.

Patient: Hi. Nice to meet you.

Doctor: You are supposed to get an operation tomorrow.

As you know you have a benign tumor in your duodenom. We will remove entire tumor, taking with it a large section of the surrounding normal tissue. That's for minimizing the risk that abnormal tissue is left behind.

Patient: I am very scared. How long will it take?

Doctor: It may take 2 and 1/2 to 3 hours.

Patient: Will I be given a local or general anaesthetic?

Doctor: General.

Patient: Will it be painful afterwards?

Doctor: Yes. But don't worry, you'll be given pain-killers.

Patient: Will there be a big scar?

Doctor: Maybe it will be 2-3 inches.

Patient: Oh!

Doctor: Cheer up! You will be strong again.

Patient: Thank you anyway.

Doctor: Well now let me show you surgery consent form.

This is the consent form for the operation. Read it over and sign it.

It's a routine procedure.

Patient: I am nervous. I don't think I can. Can anybody in my family sign it instead of me?

Doctor: Sure. One of your family member can read it carefully and sign on it.

GENERAL CONSENT FOR MEDICAL AND SURGICAL PROCEDURES

You have been given information about your condition and the recommended surgical, medical or diagnostic procedure(s) to be used. This consent form is designed to provide a written confirmation of such discussions by recording some of the more significant medical information given to you. It is intended to make you better informed so that you may give or withhold your consent to the proposed procedure(s).

1. Condition: Dr. _______ has explained to me that the following condition(s) exist in my case: ____
   ____
   ____

2. Proposed Procedure(s): I understand that the procedure(s) proposed for evaluating and treating my condition is/are: ____________________________
   ____
   ____

3. Risks/Benefits of Proposed Procedure(s):
   A. Just as there may be benefits to the procedure(s) proposed, I also understand that medical and surgical procedures involve risks. These risks include allergic reaction, bleeding, blood clots, infections, adverse side effects of drugs, blindness, and even loss of bodily function or life, as well as risks of transfusion reactions and the transmission of infectious disease, including hepatitis and acquired immune deficiency syndrome, from the administration of blood and/or blood components.
   B. I also realize that there are particular risks associated with the procedure(s) proposed for me and that these risks include, but are not limited to, those enumerated in the addendum.

4. Complications; Unforeseen Conditions; Results: I am aware that in the practice of medicine, other unexpected risks or complications not discussed may occur. I also

understand that during the course of the proposed procedure(s) unforeseen conditions may be revealed requiring the performance of additional procedures, and I authorize such procedures to be performed. I further acknowledge that no guarantees or promises have been made to me concerning the results of any procedure or treatment.

5. Acknowledgments: The available alternatives, some of which include ________ the potential benefits and risks of the proposed procedure(s), and the likely result without such treatment ________, have been explained to me. I understand what has been discussed with me as well as the consent form, and have been given the opportunity to ask questions and have received satisfactory answers.

6. Consent to Procedure(s) and Treatment: Having read this form and talked with the physicians, my signature below acknowledges that: I voluntarily give my authorization and consent to the performance of the procedure(s) described above (including the administration of blood and disposal of tissue) by my physician and/or his/her associates assisted by hospital personnel and other trained persons as well as the presence of observers.

______________________________ ____________

Patient (or person authorized to sign for patient) Date

______________________________ ____________

Witness Date

www.omic.com/.../forms/consent/GeneralConsent

SURGICAL PATIENT CONSENT FORM

I, ____________________________, have consented to the performance

(Name of Patient)

of ____

(Technical Name of Operation and or Procedures)

which involves ____

(Explanation of Procedure)

Performing physician's initials (to be initiated in OR Suite): ____________________________

At the ________________ Hospital, located in _________________ by ______________,

M.D., and or such assistants as may be selected by him.

It has been explained to me that during the course of the operation or procedure, unforeseen conditions may be revealed that necessitate an extension of the original procedure(s) or different procedure(s) than those set forth in paragraph 1.

I therefore authorize and request that the above named physician, his assistant or his designees perform such procedures as are necessary and desirable in the exercise of his professional judgment.

I consent to the administration of such anesthetics as may be considered necessary or advisable by the anesthetic or physician responsible for this service.

I understand that, unless I instruct the hospital otherwise, all tissues, surgical specimens and materials removed during my surgery will be disposed of by the hospital in accordance with customary hospital procedures and may be used for educational and research purposes by organizations other than the hospital including research by academic and commercial organizations both foreign and domestic. I further understand that this research could result in the development of new diagnostic and treatment products, services and devices. I hereby give my permission for this commercial use and waive any fiture claims against the hospital or the research organization. I understand that I will not receive financial remuneration from this activity.

If any device or material is implanted which must be tracked or reported in accordance with the law(s), I consent to the release of information required for purpose of tracking the device material. The nature and purpose of the operation and procedure, the use of anesthetics, possible alternative methods of treatment, the risks involved and the possibility of complications have been explained to me.

The risks and benefits of receiving blood transfusions or one of its products have been explained to me. I understand that if I need a transfusion in the interest of my health and proper medical care, risks exist, hepatitis, acquired immune deficiency syndrome and other blood borne diseases, despite the fact that the blood has been carefully tested. The alternative to transfusions and the availability of autologous blood have been explained to me and I have had the opportunity to ask questions. I consent to the transfusion(s).

I have been informed that there are other risks such as severe loss of blood, reaction to blood or blood products, infections, and cardiac arrest, which are attendant to the performance of any surgical procedure.

I am aware that the practice of medicine and surgery is not an exact science, and I acknowledge that no guarantees have been made to me concerning the results of the operations and/or procedures.

I have been given an opportunity to ask questions about my condition, alternate forms of anesthesia and treatment, risks of non-treatment, the procedure to be used, and the risks and hazards involved, and I believe I have sufficient information to give this informed consent.

I certify that I have read and fully understand the above consent, and I further certify that have sufficiently been informed to my full satisfaction.

Witnessed by ______________________________

____

Date Time

If patient is a minor or is unable to sign, complete the following:

Patient is a minor, ____________ years of age.

Patient is unable to sign because ______________________________

______________________________ ____________

Signature of Nearest Relative or Guardian Witness

수술
검사 동의서
마취

병원번호:

병명: 성명: 진료

수술/검사명: 나이: 성별: 과목 :

주치의사: 병동: 병실: 병상 :

본인은 본인 또는 상기환자 ( )에 대한 수술 및 마취(또는 검사)의 필요성, 내용, 예상되는 합병증과 후유증에 대하여 자세한 설명을 의사 ( )로부터 들었으며, 본 수술 및 마취(또는 검사)로서 불가항력적으로 야기될 수 있는 합병증 또는 환자의 특이체질로 우발적 사고가 일어날 수도 있다는 것을 충분히 이해하며, 만일 분쟁이 생겼을 때는 의료법 제54조의 2에 의한 의료심사조정위원회에 그 조정을 신청토록 할 것이며, 수술 및 마취(또는 검사)에 협력할 것을 서약하고 다음 사항을 성실, 정확히 고지하며 이에 따른 의학적 처리를 주치의 판단에 위임하여 수술 및 마취(또는 검사)를 하여 줄 것을 청약합니다.

기왕력: 알레르기:

특이체질: 당뇨병:

고 · 저혈압: 출혈소인:

심장병: 마약사고:

약으로 인한 사고:

년 월 일 시 분 오전
오후

상기 환자 또는 대리인(환자의) ________________ ㊞

주소 ________________ ㊞

주민등록번호 ________________ ㊞

보증인 ________________ ㊞

주소 ________________ ㊞

* 본 청약서는 본인의 서명이나 날인으로 유효하나 미성년자 또는 본인이 서명하기 어려운 신체적, 정신적 지장이 있을 때는 보호자 또는 가까운 가족이 이를 대리한다.

병원장 귀하

출처: 양서희 외, 2009, 기본 간호학(하권), p.460

5) Operative report

Toups, Wallis

5439207

Susan Woods, MD

March 15, 20

SURGEON: Susan Woods, MD

PREOPERATIVE DIAGNOSIS

Intermittent atrial flutter/fibrillation with severe ventricular braydcardia

POSTOPERATIVE DIAGNOSIS

Intermittent atrial flutter/fibrillation with severe ventricular bradycardia

PROCEDURE

Implantation of permanent transvenous cardiac pacemaker(Medtronic mode 5985)

ANESTHESIA

Local, 1% Xylocaine

FINDINGS (including the condition of all organs examined)

The patient was admitted with episodes of atrial flutter/fibrillation with very slow ventricular response in low 40s. The patient was entirely uncooperative and combative during the course of operation.

It took five people to hold him on the cath table. Also, his heart rate was between 140 and 180. He had very small veins in the region of the deltopectoral groove. All these problems led to great difficulty putting this pacemaker in. However the electrode was finally positioned in the apex of the right ventricle and I assumed that his threshold was satisfactory but we could not be entirely sure of this because of his very fast ventricular tate of 140 to 160. It appeared that the threshold was an MA of 0.8.voltage 0.5, with resistance of 610 ohms. R-wave sensitivity was 7.3.

PROCEDURE IN DETAIL

With the patient in the supine position the right pectoral region was prepped and draped in the usual fashion. As mentioned above, the patient was entirely combative and uncooperative so that five people had to hold him down. After satisfactory local anesthesia and regional anesthesia were induced a transverse incision was made and the deltopectoral groove was dissected. One vein appeared to be slightly larger than the rest of the very small venules in the area: and it was cannulated with a cardiac electrode which with some difficulty was gotten into the apex of the right ventricle under fluoroscopic control. As mentioned above the patient's threshold appeared to be satisfactory, though this was not entirely certain. Electrode was ligated in place with heavy silk, after which it was attached to the Medtronic pacemaker entirely certain. Electrode was ligated in place with heavy silk which was attached to the Medtronic a pacemaker mode 5985. The unit was implanted into the subcutaneous pocket.

It should be noted that the patient had practically on subcutaneous fat, so that only a very thin layer of subcutaneous tissue and skin overlies the pacemaker. The wound was closed in two layers. Dressings were applied and the patient was taken back to his room.

Susan Wood. MD

출처: Forrest General Medical Center, Donna L. Conerly-Stewart, Wanda L. Lott, 2003, p.14.

Vocabulary

artrial flutter: 심방조동
fibrillation: 섬유성 연축
ventricular braydcardia: 서맥, 느린 맥박
transvenous cardiac pacemaker: 경정맥 심장 박동 조절기
deltopectoral groove: 경부(양 어깨 부분)
apex: 정점
threshold: 반응 분기점
supine: 앙아위, 바로 누운 자세
prep: 환자 준비
drape: (천, 드레싱) 덮는 준비
cannulate: 캐뉼러를 꽂다
fluoroscopic: 형광 투시경
subcutaneous pocket: 피하 주머니

15. 10 Major Diseases

General Surgery

1) Sleeve gastrectomy for obese patients

2) Colorectal surgery

Orthopedic Surgery

3) Hip replacement

4) Knee surgery

Spinal Procedure

5) Spinal Fusion/Spinal Disc Replacement

Cardiac Procedure

6) Coronary artery bypass graft surgery

Plastic Surgery & Skin Care

7) Rhinoplasty / Face lift & IPL

   1 Rhinoplasty

   2 Face lift & IPL

Gynecological Surgery & Fertility

8) Partial Hysterectomy

9) Fertility

Dental Procedure

10) Cosmetic Dentistry

1) Sleeve gastrectomy for obese patients

(1) Definition

Sleeve gastrectomy is a surgical weight-loss procedure in which the stomach is reduced to about 25% of its original size, by surgical removal of a large portion of the stomach, following the major curve. The open edges are then attached together (often with surgical staples) to form a sleeve or tube with a banana shape. The procedure permanently reduces the size of the stomach. The procedure is performed laparoscopically and is not reversible.

Sleeve gastrectomy (also called gastric sleeve) is usually performed on extremely obese patients, with a body mass index of 40 or more, where the risk of performing a gastric bypass or duodenal switch procedure may be too large. A two-stage procedure is performed: the first is a sleeve gastrectomy, and the second is a conversion into a gastric bypass or duodenal switch. Patients usually lose a large quantity of their excess weight after the first sleeve gastrectomy procedure alone, but if weight loss ceases the second step is performed.

For patients that are obese but not extremely obese, sleeve gastrectomy alone is a suitable operation with minimum risks. The sleeve gastrectomy currently is acceptable weight loss surgery option for obese patients as a single procedure. Most surgeons prefer to use a bougie between 32-60 Fr with the procedure and the ideal approximate remaining size of the stomach after the procedure is about 15 mL.

(2) Procedure

The sleeve gastrectomy is a restrictive procedure which limits the amount of food you can eat by reducing the size of your stomach. To gain access to the abdominal cavity small incisions are created on the abdomen trocars which serve as passageways for the surgical instruments are placed into the incisions. Surgical instruments are passed through the trocars to access the abdominal cavity. This surgeon examines the abdomen using a laparoscope or video camera. The average human stomach can expand to hold around 1 to 1.5 liters of food while in the stomach. Food is combined with digestive enzymes to help break down the food into a more simple form so that it can be more easily digested and absorb once in the small bowel. During a sleeve gastrectomy, a thin vertical sleeve is created by using a stapling device. This sleeve will typically hold between 50 to 150 mililiters or is about the size of a banana. The excise portion of the stomach is removed. The newly-created gastric sleeve is able to hold approximately one tenth of what the stomach was able to hold before. This smaller stomach sleeve restricts the amount of food you can eat before feeling full. The vile in pancreatic fluid from the liver and pancreas mix with the food and allow it to be completely digested and absorbed in the bowel. There is no rerouting of the small bowel for post operative adjustments necessary for the sleeve gastrectomy. All surgery presents risks weight, age, medical history determine your specific risks. Ask your doctor of bariatric(s) surgery is right for you.

(출처: youtube.com)

(3) Gastrectomy Complications

Complications related to the surgical procedure or problems adjusting to an altered digestive tract can occur.

Dumping syndrome is a common problem that occurs after gastrectomy. With all or much of the stomach gone, food and fluids can pass too quickly into the small intestine, causing symptoms including: Cramping/Diarrhea/Dizziness/Nausea and vomiting/Shortness of breath/Sweating.

Eating several small, frequent meals during the day, and eating foods higher in protein and lower in carbohydrates usually relieves symptoms.

Other possible complications of gastrectomy include: Complications from general anesthesia (e.g., stroke, heart attack, brain damage)/Infection at the incision site/Internal bleeding/Peritonitis/Pernicious anemia/Persistent nutritional and digestive problems.

(출처: Remedy's health communicaties.com)

1) 고도 비만 환자 위절제술

(1) 정의

위절제술은 수술로 위의 곡선 부분을 따라 상당 부분을 제거하여 위의 본래 사이즈의 25% 정도까지 줄여 몸무게를 줄이고자 시행하는 수술이다. 바나나 모양의 튜브나 슬리브를 만들기 위해 위문동 부분이 함께 이어진다(종종 스테이플러로 봉합된다). 이 수술은 위의 크기를 영구적으로 축소한다. 수술은 복강경으로 이루어지며 원래의 상태로 복구되지 않는다.

위절제술은 체질량 지수 40 이상 초고도 비만 환자에게 시행되는데 이들에게 위 우회술이나 십이지장 교체 수술의 위험이 높기 때문이다. 이 수술을 위해 두 단계의 수술이 시행된다. 첫 번째는 위절제술이며 두 번째는 위 우회술이나 십이지장 교체로 전환하는 것이다. 첫 번째 수술 이후 대부분의 환자들은 많은 체중을 줄이게 된다. 그러나 체중이 감소되면 두 번째 단계가 시행된다.

초고도 비만이 아닌 비만 환자에게 있어 위절제술은 위험이 제일 적은 적절한 수술이다. 최근 위절제술은 한 번의 수술로 체중을 줄이는 수술로 인정되고 있다. 대부분의 외과의들은 32~60fr 사이의 확대기(bougie)를 사용하는 것을 선호하며 수술 후 이상적인 위의 크기는 15ml이다.

(2) 수술 절차

위절제술은 위의 크기를 축소함으로써 음식의 양을 제한해야 하는 식이 제한 수술이다. 복강에 도달하기 위해 작은 절개가 복부 투관침(trocars) 위에 만들어지는데 이것이 절개 부위에 수술 도구를 올려놓는 통로 역할을 하게 된다. 복강에 접근하기 위해 수술 도구가 투관침을 통과한다. 이 외과 의사는 복강경이나 비디오카메라로 복부를 검진한다. 평균 인간의 위는 1~1.5리터의 음식을 보유할 정도로 확장할 수 있다. 음식은 소화효소의 도움으로 잘게 부서져 소화를 더욱 잘되게 하고 작은창자에서 잘 흡수될 수 있다. 위절제술을 하는 동안 스테이플러 장치를 이용하기 때문에 얇은 수직 슬리브가 생긴다. 이 슬리브는 전형적으로 50~150ml 또는 바나나 크기 정도이다. 위의 절제된 부위는 제거된다. 새롭게 만들어진 위 슬리브는 수술 이전의 위가 보유하고 있던 양의 1/10만큼의 양을 담을 수 있게 된다. 이 작은 위 슬리브는 포만감을 느끼기 이전에 당신이 섭취할 수 있는 음식의 양을 제한할 수 있다. 간과 췌장에서 나오는 췌장 유동물질에서 담즙이 음식과 섞여 소화를 시키고 장에 흡수되도록 돕는다. 위절제술 이후에 작은창자에 대한 우회술은 없다. 모든 수술에는 위험이 따르는데 체중, 연령, 병력은 구체적 위험을 결정하는 요인이 된다. 따라서 체중감량 수술(bariatric surgery)이 당신에게 최적인지 의사와 상의해야 한다.

(3) 위절제술의 합병증

수술 과정과 관련되거나 변경된 소화관에 적응하는 문제가 발생할 수 있다.

덤핑 증후군(dumping syndrome)은 위절제술 후 발생하는 일반적 문제이다. 위 전체 내지 상당 부위가 절제되기 때문에 음식과 유동성 음식은 작은창자로 빠르게 통과해 갈 수 있어 다음과 같은 증상을 일으킬 수 있다(경련/설사/어지러움/메스꺼움/호흡곤란/발한증).

증상을 완화하는 방법으로는 작은 양의 식사를 하루 여러 번 자주 나누어 섭취하고 고단백질 음식이나 탄수화물이 적은 음식을 섭취하는 것이다. 위절제술의 다른 합병증으로는 전신 마취로 인한 부작용(뇌졸중, 심장마비, 뇌손상 등)과 수술 부위의 감염, 내부출혈, 복막염, 악성빈혈, 지속적인 영양 문제와 소화 문제 등이 있다.

2) Colorectal surgery

(1) Definition

Colorectal surgery repairs damage to the colon, rectum, and anus through a variety of procedures that may have little or great long-term consequence to the patient. It may also involve surgery to the pelvic floor to repair.

Colorectal surgery is a necessary treatment option for colorectal cancer, ulcerative colitis, Crohn's disease, and some cases of diverticulitis, often resulting in major reconstruction of the intestinal tract. Other bowel conditions that may require surgery to a lesser extent are hemorrhoids, anal fissures (tears in the lining of the anus), rectal prolapse, and bowel incontinence. Most of these surgeries repair tears, remove blockages, or tighten sphincter muscles. Patients with anal fissures, for example, experience immediate relief, with more than 90% of them never having the problem recur.

(2) Procedure

Open colon surgery is the traditional method used by most surgeons to remove segment of colon. This technique requires a large midline incision and it is an invasive procedure resulting in a large scar. Open retractors are used to expose the abdominal contents with a small bowel and colon scene here. In this case colon mass of the sigmoid colon has identified and isolated for removal. Once divided the specimen is removed from the abdominal cavity. As surgical estimosis(anastomosis) is then performed by joining two ends of the colon together. Retracts are removed and abdominal wall is closed. Incision is then approximately with multiple sutures or staples. Over time the typical resolving their midline scar is noted here. Open colon surgery typically resulted in a large scar prolonged healing in a length of hospital stay. As opposed to open colon surgery at colorectal surgery associates we perform the majority of colon surgeries using minimally invasive laparoscopic technique. These techniques results in a small scar, less pain and quick patient's recovery.

(출처: youtube.com)

(3) Complications

Potential risks of colorectal surgery are those of any major surgery and usually occur while the patient is still in the hospital. The patient's general health prior to surgery will also be an indication of the potential for risk. Of special concern are cardiac problems and stressed immune systems. Psychological complications may result from ostomy surgery because of the fear of the social stigma attached to wearing a colostomy bag. Patients may also be depressed and have feelings of low self-worth because of the change in their lifestyle and their appearance. Some patients may feel ugly and sexually unattractive and may worry that their spouse or significant other will no longer find them appealing. Counseling and education regarding surgery and the inherent lifestyle changes are often necessary.

(출처: Encyclopedia of Surgery)

2) 대장 수술

(1) 정의

대장 수술은 장기간의 영향을 미칠 다양한 수술 방법을 통해 환자의 대장, 직장의 손상을 치료한다. 골반 저근육의 수술을 포함할 수도 있다.

직장 수술은 대장암, 궤양성 대장염, 크론병 그리고 다양한 게실염을 위한 치료 선택법으로 내부 장기를 재구조하는 결과를 낳는다. 좁은 범위의 수술이 필요한 다른 장의 상태는 출혈, 항문균열(항문라인 찢어짐), 직장 탈출증, 변실금이 있다. 이 수술은 찢어진 상처를 치유하고, 폐색을 제거하며 괄약근을 조인다. 예를 들어 항문의 균열 상처가 있는 환자는 즉각적으로 통증이 완화됨을 느끼며 90% 이상 재발되지 않는다.

(2) 수술 절차

대장 수술은 외과의가 대장의 일부를 제거하는 전통적인 방법이다. 이 기술은 복부 중앙을 크게 절개해야 하는데 이것은 큰 상처를 남기게 되는 침해적 수술이다. 겸자는 작은창자와 대장과 함께 내부의 장을 노출하는 데 이용된다. 이 경우, S자 대장의 대장 덩어리가 발견되면 제거하기 위해 따로 떼어낸다. 일단 분류되면 표본은 복강에서 제거된다. 수술시 수술 문합이 대장의 끝부분을 이어 시행된다. 겸자가 제거되고 복부 벽이 봉합된다. 절개는 대략 여러 번 봉합되거나 스테이플러로 마무리 한다. 시간이 지나면 절개 상처는 사라진다. 개복하는 대장 수술은 상처가 크기 때문에 치료를 위한 병원 입원 기간이 연장될 수 있다. 대장 수술중 개복의 방법과는 반대로 최소한으로 상처를 내는 복강경 기술이 있다. 이 기술은 상처도 작고, 통증도 적으며 환자의 회복 속도가 빠르다.

(3) 합병증

대장 수술의 잠재적 위험은 환자의 입원 중에 발생한다. 수술 전 환자의 종합 건강은 위험의 잠재성을 나타내는 지표가 된다. 특별히 염려되는 것은 심장 질환과 면역체계이다.

정신적 문제는 장루 수술에서 발생하는데 인공항문을 달고 다녀야 하므로 치욕스런 기분이 드는 공포가 발생한다. 라이프스타일과 외모가 변하기 때문에 환자들은 우울증에 걸리거나 자존감에 손상을 받는다. 어떤 환자들은 자신이 못생기고 성적으로 매력이 없다고 느끼기 때문에 그들의 배우자나 중요한 지인들이 자신에게 더 이상 어필할 매력을 찾지 못할 거라고 느낀다. 수술과 라이프스타일 변화에 대한 상담과 교육이 필수적이다.

3) Hip replacement

(1) Definition

Hip replacement is a procedure in which the surgeon removes damaged or diseased parts of the patient's hip joint and replaces them with new artificial parts. The operation itself is called hip arthroplasty. Arthroplasty comes from two Greek words, arthros or joint and plassein, "to form or shape." It is a type of surgery done to replace or reconstruct a joint. The artificial joint itself is called a prosthesis. Hip prostheses may be made of metal, ceramic, plastic, or various combinations of these materials. Hip arthroplasty has two primary purposes: pain relief and improved functioning of the hip joint.

(출처: Encyclopedia of Surgery)

(2) Procedure

Your hip consists of two main parts that fit together like a ball and socket. The femoral head at the top of the leg and acetabulum in your pelvis. A total hip replacement is usually done when severe damage from arthritis or injury has made it difficult to perform daily activities. During the procedure that femoral head and acetabulum are replaced with a artificial component called prostheses. An artificial hip prosthesis consists of a cop called the acetabulum component and a metal stem called the femoral component. Before your procedure you will receive intravenous fluids, antibiotics and medications to help you relax. A catheter may be placed in your bladder to drain your urine. Most hip replacement may be done under general anesthesia in which case a breathing tube will be inserted in your throat to help you breathe during the operation. Since fluid and blood loss is can be significant banked blood will be prepared in case you require a transfusion. You may have the opportunity to collect and store your own blood in preparation for surgery. Your surgeon will begin by making an incision overlying your hip separating the muscles and ligament to expose the joint capsule. After incising the capsule your surgeon will dislocate the femoral head from acetabulum. He or she will remove any damaged cartilage or bone in acetabulum, reshape the acetabular socket and secure the acetabulum prosthesis in place using special cement or screws. Turning next to the femur your surgeon will remove the femoral head, shape the remaining femur to fit the prosthetic stem and secure the femur component using cement or other techniques. Once both components are firmly in place your surgeon will slide the prosthetic femoral head into acetabular counterpart. Test the movement of your new hip joint and verify that it is properly positioned with an X-ray. Your surgeon will bend close the joint capsule, repair the muscles place, drain your hip to remove access fluid and close the incision with stitches or staple. At the conclusion of the operation a special devices will be temporarily applied to prevent your hip from dislocating. You will then be moved to the post surgical recovery area until you are stable and awake from anesthesia if necessary you may receive a blood transfusion at this time. You will continue IV fluids and antibiotics for a short time and will be given pain medication as needed. Your catheter will likely be removed after several days to prevent blood clots forming in your leg you will given a blood thinner. As to pneumatic compression stockings and encourage to begin walking as soon as possible after the procedure. A nurse, a physical therapist will help you get out of bed and begin using your new hip. Most patients are released from hospital once they are able to walk with the aid of crutch or walker.

(출처: youtube.com)

(3) Complications

⟨Short-term risks⟩

The most common risks associated with hip replacement are as follows:

- Dislocation of the new prosthesis. Dislocation is most likely to occur in the first 10-12 weeks after surgery. It is a risk because the ball and socket in the prosthesis are smaller than the parts of the natural joint, and can move out of place if the patient places the hip in certain positions. The three major rules for avoiding dislocation are: Do not cross the legs when lying, sitting, or standing; never lean forward past a

90-degree angle at the waist; do not roll the legs inward toward each other—keep the feet pointed forward or turned slightly outward.

- Deep vein thrombosis (DVT). There is some risk (about 1.5% in the United States) of a clot developing in the deep vein of the leg after hip replacement surgery because the blood supply to the leg is cut off by a tourniquet during the operation. The blood-thinning medications and TED stockings used after surgery are intended to minimize the risk of DVT.
- Infection. The risk of infection is minimized by storing autologous blood for transfusion and administering intravenous antibiotics after surgery. Infections occur in fewer than 1% of hip replacement operations.
- Injury to the nerves that govern sensation in the leg. This problem usually resolves over time.

〈Long-term risks〉

The long-term risks of hip replacement surgery include:

- Inflammation related to wear and tear on the prosthesis. Tiny particles of debris from the prosthesis can cause inflammation in the hip joint and lead eventually to dissolution and loss of bone. This condition is known as osteolysis.
- Heterotopic bone. Heterotopic bone is bone that develops in the space between the femur and the pelvis after hip replacement surgery. It can cause stiffness and pain, and may have to be removed surgically.
- Changed length of leg. Some patients find that the operated leg remains slightly longer than the other leg even after recovery. This problem does not interfere with mobility and can usually be helped by an orthotic shoe insert.
- Loosening or damage to the prosthesis itself. This development is treated with revision surgery.

(출처: Encyclopedia of Surgery)

정형외과

3) 고관절 치환술

(1) 정의

고관절 치환술은 수술로 손상당하거나 병이 든 환자의 고관절 일부를 제거하여 인공 관절 부위로 교체하는 것을 말한다. 수술은 고관절 치환술(hip arthroplasty)로 명명한다. 고관절 치환술은 '관절(joint)'이라는 의미의 그리스어 arthros와 '모양(to form or shape)'이라는 뜻의 plassein에서 유래한다. 이것은 관절을 교체하거나 모양을 바꾸는 수술의 유형이다. 인공 관절 그 자체는 보형물이라고 불린다. 고관절 보철물은 금속, 세라믹, 플라스틱 그리고 이런 물질의 다양한 결합체로 만들어진다. 고관절 치환술은 두 가지 주요 목적이 있다. 통증 완화와 고관절의 기능 개선이다.

(2) 수술 절차

고관절은 볼과 소켓처럼 딱 들어맞는 두 개의 부분으로 구성되어 있다. 다리 상부의 대퇴부와 골반의 관골부로 되어 있다. 전체 고관절 치환술은 관절염이나 부상으로 생긴 심한 손상으로 일상 활동이 어려워질 때 행해진다. 수술 동안 상부 대퇴부와 관골부는 보형물이라고 불리는 인공 구성물로 대체된다. 인공 고관절 삽입물은 비구물이라고 불리는 cop과 대퇴부로 불리는 금속 줄기로 구성되어 있다. 수술 전에 환자는 정맥 주사, 마취, 항생제 그리고 안정을 취하기 위한 약을 투여 받게 된다. 소변을 빼내기 위해 방광에 카테터가 삽입될 것이다. 대부분의 고관절 치환은 전신 마취로 이루어지는데 이 경우 수술 받는 동안 호흡에 도움을 주기 위해 호흡 튜브가 삽입될 것이다. 수분과 혈액 손실이 큰 문제가 될 수 있으므로 수혈이 요구될 경우를 고려해 혈액을 준비해야 한다. 수술의 경우를 대비해 평소에 헌혈을 통해 자신의 혈액을 보유할 기회를 미리 갖는 것이 좋다.

외과 의사는 고관절을 절개하여 고관절을 근육과 인대에서 떼어내어 고관절 캡슐에 노출시킨다. 캡슐을 절개한 외과의는 대퇴부를 골관절에서 탈골할 것이다. 외과 의사는 손상된 연골이나 골관절의 뼈를 제거하여 골관절 소켓의 모양을 다시 잡고 접착제나 나사를 이용해 비구 삽입물을 단단히 고정할 것이다. 그 다음 외과 의사는 대퇴골두에서 대퇴부를 제거하여 보철 줄기가 잘 들어맞도록 남은 대퇴부의 모양을 잡고 접착제 및 다른 기술을 이용해 대퇴부를 단단히 고정한다.

두 구성체가 제자리에 단단히 고정되면 외과의는 대퇴부 보철물을 고관절에 끼워 넣고 새로운 고관절의 운동성을 테스트하고 자리를 잘 잡았는지 X-레이로 확인한다. 외과 의사는 관절 캡슐을 구부리고 근육 부위를 고치고 배액을 제거하며 실이나 스테이플러로 봉합한다. 수술이 끝나면 특별장치가 임시로 적용되어 고관절이 탈골되는 것을 방지한다. 환자는 안정을 되찾고 마취에서 깨어날 때까지 회복실로 옮겨지며 이때 필요하다면 수혈을 받을 수 있다. 환자는 단기간에 정맥주사(IV)나 항생제를 계속 투여 받을 것이며 필요할 경우, 진통제도 투여 받는다. 환자의 카테터는 다리의 혈액을 잘 흐르지 못하게 방해할 수 있는 혈전을 예방하기 위해 며칠 후 제거될 것이다. 압박 스타킹을 착용하거나 수술 후 걷기 운동이 권고될 것이다. 간호사, 물리치료사는 침대에서 일어나도록 도와 새로운 고관절을 이용할 수 있도록 도울 것이다. 대부분의 환자들은 크러치나 워커를 이용해 걸을 수 있게 되면 퇴원할 수 있다.

(3) 합병증

〈단기 위험〉

고관절과 관련된 일반적 위험은 다음과 같다.

- 새로운 인공 삽입물의 탈구: 탈구는 수술 후 첫 10~12주 후에 발생할 수 있다. 보철의 볼과 소켓이 원래 관절의 부위보다 작아서 환자가 특정 자세를 하고 있을 때 탈골이 되어 위험할 수 있다.

  탈구를 피하기 위한 3가지 규칙은 다음과 같다. 눕거나 앉고 설 때 다리를 꼬지 말아야 한다. 허리에서 90도 이상으로 숙이면 안 된다. 양다리를 서로 안쪽으로 돌리면 안 된다.
- 발끝을 앞으로 쭉 뻗고 살짝 바깥쪽으로 향하게 해야 한다.
- 심정맥 혈전증(DVT): 수술하는 동안 압박대로 묶어 놓기 때문에 다리로 공급되는 혈액이 중단되어 심정맥 혈전이 생길 위험이 있다(미국 내에서 1.5 % 정도의 위험이 있다). 수술 후 혈액순환 약품과 TED 스타킹이 심정맥 혈전을 최소화하는 데 이용된다.
- 감염: 감염의 위험은 수혈을 위해 자가 조직을 축적하고 정맥 항생제를 투여함으로써 그 위험을 최소화할 수 있다. 감염은 고관절 치환술의 1%도 되지 않는다.

- 다리의 감각을 지배하는 신경 손상: 이 문제는 시간이 지나면서 해결된다.

〈장기적 위험〉

고관절 치환술의 장기적 위험은 아래의 것들을 포함한다.

- 인공 삽입물의 삽입과 탈구와 관련된 염증: 보철에서 생기는 작은 파편 입자들이 고관절에 염증을 일으켜 마침내 뼈를 녹이거나 뼈 손상을 가져올 수 있다. 이 상태는 골 용해로 알려져 있다.
- 전이골: 전이골은 수술 후 대퇴부와 골반 사이의 공간에서 발생하는 뼈이다. 이것은 경직과 통증을 유발하고 수술로 제거되어야 한다.
- 다리 길이의 변화: 어떤 환자들은 회복 이후에도 수술 받은 다리가 다른 쪽 다리보다 길다는 것을 발견하기도 한다. 이러한 문제는 움직임을 방해하지 않으며 신발 교정 보형물로 도움을 받을 수 있다.
- 보철의 풀림과 손상: 이 문제는 보정 수술로 치료가 가능하다.

4) Knee surgery

(1) Definition

Knee replacement is a procedure in which the surgeon removes damaged or diseased parts of the patient's knee joint and replaces them with new artificial parts. The operation itself is called knee arthroplasty. Arthroplasty comes from two Greek words, arthros or joint and plassein, "to form or shape." The artificial joint itself is called a prosthesis. Most knee prostheses have four components or parts, and are made of a combination of metal and plastic, or metal and ceramic in some newer models.

Knee arthroplasty has two primary purposes: pain relief and improved functioning of the knee joint. Because of the importance of the knee to a person's ability to stand upright, improved joint functioning includes greater stability in the knee.

(출처: Encyclopedia of Surgery)

(2) Procedure

Your knee joint is made up of below the end of the femur which hinges on the upper end of tibia and the patella or knee cap which slides along the group formed by femoral condyles. Total knee replacement surgery is a procedure in which a painful or pooly functioning knee is replaced with artificial components. If your physician has recommend a total knee replacement, it is probably because your knee severly damaged by arthritis or injury. Before your procedure you'll be given intravenous fluids, antibiotics and medications to help you relax. A catheter may be placed in your bladder to drain your urine. Knee replacement may be done under general anesthesia in which case a breathing tube will be inserted in your throat to help you breathe during the operation or you may receive spinal or epidural anesthesia in which case you will remain awake throughout the procedure but your legs will be anesthetized. Since blood and fluid loss is sometimes significant, donated blood may be prepared in case you require a transfusion.

Most total knee replacements take approximately 2 hours. Your surgeon will begin by making an incision along the front edge your knee. After separating the muscles and ligament around your knee, your surgeon will incise the knee capsule to gain access to the inside of the joint. Using specialized tools your surgeon will remove that damage bone in cartilage and on the ends the femur and tibia and most cases remove the underside of a patella. Your surgeon will then prepare your remaining bone to receive your new prosthetic knee. This generally consists of a femoral, a tibia and a patella component. Once the ends of the bones are prepared your surgeon will cement new prosthetic new knees into position. Before your incision is closed an X-ray will be taken to ensure that the new components your knee are positioned correctly. Your surgeon will close the incision with stitches with staples.

Immediately following the operation a splint will be applied to help hold your knee in appropriate position you will then moved to the recovery area for monitoring. If necessary you may receive a blood transfusion at this time. Once stable and awake from the anesthesia you will be transferred to your hospital room we will continue to receive intravenous antibiotics for a short time and given pain medications as needed. To prevent blood clots forming in your leg you will given a blood thinner. As to pneumatic compression stockings and encourage to begin walking as soon as possible after the procedure. A nurse, a physical therapist will help you get out of bed and begin using your new knee. Most patients are released from hospital once they are able to walk with the aid of crutch or walker.

(출처: youtube.com)

(3) Complications

Serious risks associated with TKR include the following:

- Loosening or dislocation of the prosthesis. The risk of dislocation varies, depending on the type of prosthesis used, the patient's level of activity, and the previous condition of the knee joint.
- Deep vein thrombosis (DVT). There is some risk (about 1.5% in the United States) of a clot developing in the deep vein of the leg after knee replacement surgery because the

blood supply to the leg is cut off by a tourniquet during the operation. The blood-thinning medications and TED stockings used after surgery are intended to minimize the risk of DVT.

- Infection. The risk of infection is minimized by storing autologous blood for transfusion and administering intravenous antibiotics after surgery. The rate of infection following knee replacement is about 1.89%. Factors that increase the risk of infection after TKR include poor nutritional status, diabetes, obesity, a weakened immune system, and a history of smoking.
- Heterotopic bone. Heterotopic bone is bone that develops at the lower end of the femur after knee replacement surgery. It is most likely to develop in patients whose knee joints developed an infection. Heterotopic bone can cause stiffness and pain, and usually requires revision surgery.

4) 무릎 수술

(1) 정의

무릎 관절 치환술은 외과의가 환자의 무릎 관절의 손상되거나 질환이 있는 부위를 제거하여 새로운 인공 관절로 교체하는 수술이다. 수술은 무릎 관절 치환술(knee arthroplasty)이라고 불린다. 무릎 관절 치환술은 그리스어 관절이라는 뜻의 arthos와 '모양, 형태를 잡다'는 의미의 plassein에서 유래한다. 인공관절은 인공 삽입물(보철)이라고 불린다. 대부분의 무릎 보철은 4개의 구성체이며 금속과 플라스틱의 결합물질, 새로운 모델의 금속과 세라믹이 이용된다.

무릎 관절 치환술의 주요 목적은 두 가지이다. 통증 완화와 무릎 관절의 개선된 기능이다. 직립하는 데 무릎의 기능이 중요하기 때문에 향상된 관절 기능은 무릎의 안정성을 높인다.

(2) 수술 절차

무릎 관절은 경골 상부를 연결하는 하부 대퇴부와 관절구에 의해 형성된 그룹을 따라 이어지는 슬개골로 이루어져 있다. 무릎 관절 치환술은 통증이 있거나 기능이 손상된 무릎을 인공보철로 교체하는 수술이다. 담당의가 전체 무릎 치환술을 권고한다면 그것은 환자의 무릎 관절이 심각하게 손상되었기 때문이다.

수술 전에 환자는 정맥주사, 항생제 그리고 안정을 취하기 위한 약을 투여 받을 것이다. 소변을 빼내기 위해 방광에 카테터가 삽입될 것이다. 대부분의 무릎 관절 치환술은 전신마취로 이루어지는데 이 경우 수술 받는 동안 호흡에 도움을 주기 위해 호흡 튜브가 삽입될 것이다. 또는 척추 마취나 무통 마취를 하여 수술하는 동안 다리 부위만 마취하고 의식은 유지할 수도 있다. 혈액 손실이 큰 문제가 될 수 있으므로 수혈이 요구될 경우를 고려해 혈액을 준비해야 한다. 수술의 경우를 대비해 평소에 헌혈을 통해 자신의 혈액을 보유할 기회를 갖는 것이 좋다.

대부분의 무릎 관절 수술은 2시간 정도 소요된다. 외과의는 무릎 앞부분을 따라 절개하며 수술을 시작할 것이다. 근육과 인대를 무릎에서 제거한 후 외과의는 슬개골을 절개해 무릎 내부로 진입한다. 특별 장비를 사용하여 외과의는 연골 안에, 대퇴부와 경골의 상단

부분, 슬개골 내부의 손상된 뼈를 제거한다. 외과의는 새로운 인공 관절로 교체하기 위해 남은 뼈를 준비할 것이다. 이것은 대퇴부, 경골, 슬개골로 구성되어 있다.

일단 뼈의 끝부분이 준비되면 외과의는 새로운 보철 무릎을 자리에 끼울 것이다. 절개가 봉합되면 새로운 보철 무릎이 제대로 들어갔는지 확인하기 위해 X-레이를 찍는다. 외과의는 실이나 스테이플러로 봉합한다.

수술 직후 무릎이 적절한 위치를 잡도록 부목을 대고 회복실로 옮겨져 관찰된다. 필요하다면 이때 수혈을 받을 수 있다. 환자는 안정을 되찾고 마취에서 깨어나면 병실로 옮겨지며 환자는 단기간에 IV나 항생제를 계속 투여 받을 것이며 필요할 경우, 진통제도 투여 받는다. 혈전을 예방하기 위해 혈액 순환제를 받게 될 것이다. 압박 스타킹을 착용하거나 수술 후 걷기 운동이 권고될 것이다. 간호사, 물리치료사는 침대에서 일어나도록 도와 새로운 무릎 관절을 이용할 수 있도록 도울 것이다. 대부분의 환자들은 크러치나 워커를 이용해 걸을 수 있게 되면 퇴원할 수 있다.

(3) 합병증

TKR과 연관된 심각한 위험은 다음과 같다.

- 새로운 보철의 탈구: 탈구는 보철의 사용 유형, 환자의 활동 수위, 수술 이전의 무릎 관절 상태 등에 따라 다양하게 발생한다.
- 심정맥 혈전증(DVT): 수술하는 동안 압박대로 묶어 놓기 때문에 다리로 공급되는 혈액이 중단되어 심정맥 혈전이 생길 위험이 있다(미국 내에서 1.5% 정도의 위험이 있다). 수술 후 혈액순환 약품과 TED 스타킹이 심정맥 혈전을 최소화하는 데 이용된다.
- 감염: 감염의 위험은 수혈을 위해 자가 조직을 축적하고 정맥 항생제를 투여함으로써 그 위험을 최소화 할 수 있다. 감염은 무릎 관절 치환술의 1.89% 정도이다. TKR 이후 감염의 위험을 증가시키는 요인으로는 영양 부족상태, 당뇨, 비만, 약화된 면역력과 흡연 등이 있다.
- 전이골: 전이골은 수술 후 하부 대퇴부에서 발생하는 뼈이다. 이것은 무릎 관절에서 감염이 발생했을 때 환자에게 일어난다. 이것은 경직과 통증을 유발하고 수술로 제거될 수 있다.

Spinal Procedure

5) Spinal fusion / Spinal disc replacement

(1) Definition

Spinal fusion is a procedure that promotes the fusing, or growing together, of two or more vertebrae in the spine.

Spinal fusion is performed to:

- Straighten a spine deformed by scoliosis, neuromuscular disease, cerebral palsy, or other disorder.
- Prevent further deformation.
- Support a spine weakened by infection or tumor.
- Reduce or prevent pain from pinched or injured nerves.
- Compensate for injured vertebrae or disks.

The goal of spinal fusion is to unite two or more vertebrae to prevent them from moving independently of each other. This may be done to improve posture, increase ability to ventilate the lungs, prevent pain, or treat spinal instability and reduce the risk of nerve damage.

(2) Procedure

The intervertebral discs make up one-fourth of your spinal column and act as the spine's shock absorbing system, protecting the vertebrae, spinal cord, and other structures. However, sometimes these discs degenerate and thin, causing the vertebrae they support to get closer together and pinch the nerves that exit between them.

In severe cases, these discs are removed and replaced with bone harvested from the pelvis. This is called spinal fusion.

Many doctors choose to approach the diseased discs from the front by first retracting the intestines and other organs to reveal the spinal column. The damaged disc is then removed.

Openings slightly wider than the removed disc are drilled into the surrounding vertebrae. Titanium casings, or cages, are filled with the harvested pelvis bone and placed into the holes. Specialized cells called osteocytes within this bone produce new bone and aid in the site's healing. The openings in these cages allow the bone to grow around it. In addition, these casings provide support and structure while the bone is healing.

Repeat X-rays of the spine should be done at 6 weeks, 3 months, 6 months, 1 year and 2 years to ensure that the new bone is healing properly.

(출처: About.com provided by Blausen Medical)

(3) Complications

Spinal fusion carries a risk of nerve damage. Rarely, delayed paralysis can occur, probably from loss of oxygen to the spine during surgery. Infection may occur. Bone from the bone bank carries a small risk of infection with transmissible diseases from the bone donor. Anesthesia also poses risks. Unsuccessful fusion (pseudoarthrosis) may occur, leaving the patient with the same problem after the operation.

(출처: Encyclopedia of Surgery)

5) 척추 유합술 / 추간판 치환술

(1) 정의

척추 유합술은 척추의 유합과 성장을 촉진하는 수술이다.
척추 유합은 다음의 경우에 시행된다.

- 척추 측만, 신경근육 손상, 뇌성마비 내지 다른 장애에 의해 기형이 된 척추를 똑바로 세운다.
- 기형의 발달을 예방
- 감염이나 종양으로 약화된 척추를 지지
- 신경 손상으로 생기는 통증을 완화
- 척추나 디스크 손상을 복구

척추 유합술의 목표는 척추가 따로따로 움직이지 못하도록 두 개 또는 그 이상의 척추를 결합하는 것이다. 이것은 자세를 교정하고 폐의 순환을 도우며 척추의 불안정성을 치료하고 신경 손상을 줄인다.

(2) 수술 절차

추간판은 충격을 흡수하고 척추와 척수, 다른 골격을 보호하는 일을 담당하며 등골뼈의 1/4을 구성한다. 그러나 때때로 이 디스크는 퇴행하거나 얇아져 그것을 지탱하고 있는 척추가 좁아지게 만들어 그 사이에 있는 신경을 누르게 된다. 질환이 심각한 경우 이 디스크를 제거해 골반에서 추출한 뼈로 대체한다. 이것이 바로 척추 유합술이다.

많은 의사들은 척추뼈를 드러내기 위해 내부 장기를 꺼내고 복부 앞쪽에서 척추 쪽으로 접근한다. 이때 손상된 디스크가 제거된다.

제거된 디스크보다 약간 넓은 겸자가 주변 척추로 들어간다. 티타늄 케이스 또는 케이지는 골반에서 추출한 뼈로 채워지며 이것들이 구멍으로 들어간다. 이 뼈 내부의 특별 세포인 골세포가 새로운 뼈를 생산하고 그 자리의 치료를 돕는다. 이 케이지 안의 구멍들은 그

주변으로 뼈가 성장하도록 해준다. 게다가 이 케이스는 뼈가 치료되는 동안 지지대와 구조대를 제공한다. 6주, 3개월, 1년, 2년 단위로 척추 X-레이를 지속적으로 찍어 새로운 뼈가 잘 치료되고 있는지 확인해야 한다.

(3) 합병증

척추 유합술은 신경 손상의 위험이 있다. 수술 동안 산소의 손실로 인해 지연성 마비가 드물게 발생한다. 감염도 발생할 수 있다. 뼈 은행 기부자의 뼈에서 전이되어 감염이 발생할 확률이 있으나 극히 드물다. 마취 또한 위험인자 중 하나이다. 유합이 실패해(가관절증) 수술 이전의 문제와 똑같은 상태가 될 수도 있다.

6) Coronary artery bypass graft surgery

(1) Definition

Coronary artery bypass graft surgery is a surgical procedure in which one or more blocked coronary arteries are bypassed by a blood vessel graft to restore normal blood flow to the heart. These grafts usually come from the patient's own arteries and veins located in the leg, arm, or chest.

Coronary artery bypass graft surgery (also called coronary artery bypass surgery [CABG] and bypass operation) is performed to restore blood flow to the heart. This relieves chest pain and ischemia, improves the patient's quality of life, and, in some cases, prolongs the patient's life. The goals of the procedure are to relieve symptoms of coronary artery disease, enable the patient to resume a normal lifestyle, and to lower the risk of a heart attack or other heart problems.

(2) Procedure

Your doctor has recommended that you have coronary artery bypass surgery but what does that actually mean? Your heart is located in the center of your chest. It is surrounded by rib cage and protected by your breast bone. Your heart's job is to keep blood continually circulating throughout your body. The vessels that supply the body with oxygen rich blood are called arteries. The vessels that returns blood to the heart are called veins. Like any other muscle in the body the heart depends on a steady supply of oxygen rich blood. The artery that carries supply to the heart muscle called coronary artery.

Sometimes these blood vessels can narrow or become blocked by the positive fat, cholesterol and other substances collectively known as plague. Overtime plague deposits can narrow the vessels so much, then normal blood flow is restricted. In some cases the coronary artery become so narrow that the heart muscle itself is in danger. Coronary bypass surgery attempts to correct the serious problem. In order to restore normal blood flow the surgeon removes the portion of the blood vessel from a patient's leg or chest. Most probably the left internal mammary artery and the saphenous vein. Your doctor uses one or both of these vessels to bypass the old disease coronary artery and to build a new pathway for blood to reach the heart muscle. These transplanted vessels are called grafts and depending on your condition your doctor may need to perform more than one coronary artery bypass graft. Of course operating in the heart is a complex and delicate process. And in case of the bypass surgery your doctor are most likely stop your heart before installing the graft. During the time your heart is not beating a special machine called a heart-lung machine will take over the job of circulating and oxygenating your blood. By using this machine your doctor is able to repair the heart without interfering with the blood flow to the rest of the body. Following surgery your heart will be restarted and you will be disconnected from the hear lung machine.

(3) Complications

Coronary artery bypass graft surgery is major surgery and patients may experience any of the normal complications associated with major surgery and anesthesia, such as the risk of bleeding, pneumonia, or infection. Possible complications include:

- graft closure or blockage
- development of blockages in other arteries
- damage to the aorta
- long-term development of atherosclerotic disease of saphenous vein grafts
- abnormal heart rhythms
- high or low blood pressure
- recurrence of angina
- blood clots that can lead to a stroke or heart attack
- kidney failure
- depression or severe mood swings
- possible short-term memory loss, difficulty thinking clearly, and problems concentrating

for long periods (These effects generally subside within six months after surgery)

There is a higher risk for complications in patients who:

- are heavy smokers
- have a history of lung, kidney, or metabolic diseases
- have diabetes
- have had a recent heart attack
- have a history of angina, ventricular arrhythmias, congestive heart failure, cerebrovascular disease, or mitral regurgitation

6) 관상동맥 우회술

(1) 정의

관상동맥 우회술은 막힌 관상 동맥을 혈관 접이식 방법을 통해 심장으로의 혈액 순환을 정상적으로 개선하는 수술이다. 이 도관은 다리와 팔, 가슴에 위치한 환자의 동맥에서 나온다.

관상동맥 우회술은 심장으로의 혈액 흐름을 복원하기 위해 수행된다. 이것은 가슴 통증과 국소빈혈을 완화하고 환자의 삶의 질을 개선하며 몇몇 경우에 환자의 생명을 연장한다. 이 수술의 목적은 관상동맥 질환의 증상을 완화하고 환자가 정상적인 라이프스타일을 시작할 수 있도록 하며 심장마비나 심장 질환을 낮출 수 있다.

(2) 수술 절차

환자의 담당의사가 관상동맥 우회술을 받을 것을 권고한다면 이것은 과연 무엇을 의미하는가? 환자의 심장은 흉부 중앙에 위치한다. 갈비뼈에 둘러싸여 가슴뼈로 보호된다. 심장은 몸 전체에 혈액을 공급하는 일을 한다. 산소가 풍부한 혈액을 몸 전체에 공급하는 혈관이 동맥이다. 심장으로 돌아오는 혈관은 정맥이다. 신체의 다른 근육들처럼 심장은 산소가 풍부한 혈액의 지속적 공급에 의존한다. 심장 근육으로 이를 공급하는 동맥이 바로 관상동맥이다.

때때로 이 혈관은 지방, 콜레스테롤, 이상 징후(병)로 알려진 다른 물질로 인해 좁아지거나 막히게 된다. 시간이 지날수록 쌓이는 플라그는 혈관을 좁게 하여 정상적인 혈액의 흐름을 제한한다. 어떤 경우, 관상동맥은 너무 좁아져서 심장 근육이 위험해지기도 한다. 관상동맥 우회술은 이러한 심각한 문제들을 고치는 데 시도된다. 정상적인 혈액의 흐름을 회복하기 위해 외과의는 환자의 다리나 가슴의 혈관 일부를 제거할 것이다. 대부분 내부 유방 좌정맥과 복제 정맥을 사용한다. 담당의는 오래된 관상동맥을 우회하고 심장 근육으로 혈액이 잘 도달하도록 새로운 길을 만든다. 이 이식된 혈관은 도관이라고 불리며 환자의 상태에 따라 담당의는 관상 동맥 우회술을 한 번 이상 시행할 수도 있다. 물론 심장수술은 복잡하며 섬세한 과정이다. 우회술의 경우, 담당의는 그래프트를 삽입하기 전에 심장을 멈추게 한다. 그 시간 동안 환자의 심장은 뛰지 않는다. 심장 박동기라는 특별 기계가 혈액의 순환을 돕는다. 이 기계를 이용하여 담당의는 신체의 다른 부위에 혈액 공급을 방해하지 않고 심장을 고칠 수 있다. 수술 이후 심장은 다시 뛰기 시작하며 환자는 심방 박동기를 떼어낸다.

(3) 합병증

관상동맥 우회술은 큰 수술이므로 환자들은 수술, 마취와 관련해 출혈, 폐렴, 감염 등의 합병증을 경험할 수 있다. 발생할 수 있는 합병증에는 다음과 같은 것들이 있다.

- 도관 폐색
- 동맥의 폐색
- 대동맥 손상
- 복재정맥 도관의 장기간 동맥경화 발달
- 비정상적 심장 박동
- 고혈압, 저혈압
- 협심증 발발
- 뇌졸중이나 심장 질환으로 이어지는 혈전
- 신장 질환
- 우울증 또는 심각한 기분 변화
- 단기간의 기억 상실, 명확한 사고 불능 그리고 장기간의 집중 불능(이런 영향들은 수술 후 6개월 이내에 가라앉는다)

합병증이 좀 더 위험한 환자로는

- 흡연자
- 폐, 신장, 신진대사 증후군의 병력을 가진 자
- 당뇨병 환자
- 최근 심장 마비 환자
- 협심증, 부정맥, 울혈성 심부전증, 뇌혈관 질환, 승모판 폐쇄 부전증 환자

7) Rhinoplasty / Face life & IPL

1 Rhinoplasty

(1) Definition

The term rhinoplasty means "nose molding" or "nose forming." It refers to a procedure in plastic surgery in which the structure of the nose is changed. The change can be made by adding or removing bone or cartilage, grafting tissue from another part of the body, or implanting synthetic material to alter the shape of the nose.

Rhinoplasty is most often performed for cosmetic reasons. A nose that is too large, crooked, misshapen, malformed at birth, or deformed by an injury can be given a more pleasing appearance. If breathing is impaired due to the form of the nose or to an injury, it can often be improved with rhinoplasty.

(2) Procedure

The external nose is composed of a series of interrelated parts that include the skin, the bony pyramid, cartilage, and the tip of the nose, which is composed of cartilage and skin. The strip of skin separating the nostrils is called the columella.

Surgical approaches to nasal reconstruction are varied. Internal rhinoplasty involves making all incisions from inside the nasal cavity. The external, or "open," technique involves a skin incision across the base of the nasal columella. An external incision allows the surgeon to expose the bone and cartilage more fully and is most often used for complicated procedures. During surgery, the surgeon will separate the skin from the bone and cartilage support. The framework of the nose is then reshaped in the desired form. Shape can be altered by removing or adding bone, cartilage, or skin. The remaining skin is then replaced over the new framework. If the procedure requires adding to the structure of the nose, the donated bone, cartilage, or skin can come from another location on the patient's body or from a synthetic source.

When the operation is completed, the surgeon will apply a splint to help the bones maintain their new shape. The nose may also be packed, or stuffed with a dressing, to help stabilize the septum.

When a local anesthetic is used, light sedation is usually given first, after which the operative area is numbed. It will remain insensitive to pain for the length of the surgery. A general anesthetic is used for lengthy or complex procedures, or if the doctor and patient agree that it is the best option.

(3) Complications

Any type of surgery carries a degree of risk. There is always the possibility of unexpected events such as an infection or a reaction to the anesthesia.

When the nose is reshaped or repaired from inside, the scars are not visible. If the surgeon needs to make the incision on the outside of the nose, there will be some slight scarring. In addition, tiny blood vessels may burst, leaving small red spots on the skin. These spots are barely visible, but may be permanent.

(출처: Encyclopedia of Surgery)

1 코 성형수술

(1) 정의

코 성형술은 'nose molding' 또는 'nose forming'을 의미한다. 이것은 코의 형태가 변화하는 성형수술을 지칭한다. 그 변화는 코의 모양을 수정하기 위해 뼈나 연골을 제거하거나 덧붙이고, 신체의 다른 부위로부터 조직을 접합하거나, 합성 물질을 이식함으로써 이루어진다.

코 수술은 대부분 성형을 목적으로 이루어진다. 코가 너무 크거나 휘어진 경우, 기형인 경우, 선천성 기형, 사고로 인한 기형인 경우, 수술을 통해 외모적 만족감을 높일 수 있다. 코의 형태나 사고로 인해 호흡이 손상된 경우 코 수술로 큰 향상을 기대할 수 있다.

(2) 수술 절차

외부적 코는 피부, 외부골비, 연골 그리고 연골과 피부로 구성되어 있는 코의 끝부분이 서로 연관되어 구성된다. 콧구멍을 분리하는 피부는 과축(columella)이라고 불린다.

코 성형의 수술적 접근은 다양하다. 내부 비강은 콧구멍의 안쪽에 절개를 한다. 외부 또는 '개방' 기술은 코 과축의 기저를 절개한다. 외부 절개는 뼈와 연골을 완전히 노출시키므로 좀 더 복잡한 수술에 이용되는 수술법이다. 수술하는 동안 외과의는 뼈와 연골 지지대에서 피부를 제거한다. 코의 틀은 원하는 형태로 다시 수정될 수 있다. 모양은 뼈, 연골, 피부를 제거하거나 덧붙임으로써 수정될 수 있다. 남아 있는 피부는 새로운 틀에 교체된다. 수술이 코의 구조를 더해야 하는 경우, 환자의 다른 부위의 뼈와 연골, 피부나 인공물질을 이용해야 한다.

수술이 완료되면 외과의는 뼈가 새로운 모양을 잘 유지하도록 부목을 대놓을 것이다. 코는 드레싱으로 쌓여 가래가 안정되도록 도울 것이다.

국부마취가 이용되면 처음에는 가볍게 안정되다가 수술 부위에 감각이 사라질 것이다. 수술 내내 마취되어 감각이 없을 것이다. 전신 마취는 장시간 또는 복잡한 수술에 이용되며 환자와 의사 모두 동의하면 전신 마취가 최고의 선택이다.

(3) 합병증

수술의 유형은 위험요소가 있다. 감염이나 마취에 대한 반응과 같이 예상치 못한 합병증이 발생할 수 있다.

코 수술이 내부에서부터 이루어질 때 상처는 보이지 않는다. 외과의가 코의 외부에 절개를 해야 할 필요가 있다면 약간의 상처가 생길 것이다. 게다가 작은 혈관들이 터져 피부에 작고 붉은 반점을 남길 수 있다. 이 반점들은 거의 보이지 않으나 영원히 남을 수도 있다.

2 Face lift & IPL

(1) Face lift

Why Have a Face lift Procedure?

A surgical procedure called a face lift, or rhytidectomy, can be used to reduce the effects of aging on the face. These effects can include sagging cheeks, deep folds running from the corner of the nose to the corner of the mouth, jowls or sagging skin at the jaw line and loose, flabby tissue around the chin and neck.

What Happens During a Face lift Procedure?

During a face lift, an incision is usually made in the natural contour of the ear, extending around the earlobe and back into the hairline. The skin is then freed from the underlying muscles and tissues.

Once the skin has been lifted, excess skin and fat are removed and deeper tissues may be tightened or repositioned.

If necessary, additional incisions can be made to remove fat and restructure the underlying tissues of the neck, eyelids, and brow line.

Effects of a Face lift

After a recovery period, swelling and bruising subside, hairstyles and makeup can be used to conceal the surgical scars.

Risks of a Face lift

There are several potential complications associated with this procedure that should be discussed with a doctor prior to surgery.

(출처: About.com)

(2) IPL

IPL stands for Intense Pulsed Light, and it has the effects of reducing surface redness, surface discoloration—in other words brown spots, sun spots—on the face particularly. It could be also used on the neck and on the chest, although it must be used with very careful testing in those areas. It can also be used on the back of the hands. It's an alternative to some lasers. One of the problems with Intense Pulsed Light, or IPL, is that it's suggested that you get very few side effects from it. You can indeed get significant side effects, including skin burns and discoloration. And it's very important that you go, in my opinion, to a physician-specialist-led clinic where the staff are trained in the use of pulse light, and where we know how to take care of the complications.

(출처: Videojug)

2 주름 제거와 IPL

(1) 주름 제거술

주름 제거술은 왜 하는가

주름 제거술(rhytidectomy)은 얼굴의 노화를 줄이는 데 이용된다. 이 효과는 볼처짐, 코 주변과 입 주변을 따라 깊게 이어지는 팔자주름, 턱 주변에 늘어진 피부, 턱과 목 주변의 처진 피부를 개선한다.

주름 제거술은 어떤 과정인가

주름 제거 시 절개는 귀 뒤의 윤곽, 즉 귓불과 헤어라인 뒤로 이어지며 이루어진다. 그 아래 근육과 조직에서 피부를 벗겨낸다.

피부가 벗겨지면 늘어졌던 피부와 지방을 제거하고 진피조직들은 조여지거나 재위치를 잡게 된다.

필요하다면 추가 절개를 통해 지방을 제거하고 목과, 눈꺼풀, 눈썹라인의 아래 조직을 수정할 수 있다.

주름 제거술의 효과

회복기 이후, 붓거나 멍은 가라앉고 헤어스타일이나 화장으로 수술 상처를 가릴 수 있다.

주름 제거술의 위험

수술과 관련해 여러 가지 잠재적 합병증이 있으므로 수술 전 의사와 충분히 상담해야 한다.

(2) IPL

IPL은 Intensive Pulsed Light의 기법을 의미한다. 홍반, 특히 얼굴의 색소 침착—다른 말로 하자면 갈색점, 주근깨—를 줄이는 데 효과가 있다. 이것은 목이나 가슴 부위에도 이용될 수 있는데 이 부위에 매우 신중한 테스트를 미리 시행해야 한다. 손등에도 이용될 수 있다. 이것은 레이저 시술의 대안이다. IPL의 문제 중 하나는 부작용이 적다고 주장되는 것이다. 그러나 피부 화상이나 색소 침착 등 심각한 부작용이 생길 수 있다. 레이저 사용이 숙련되고 합병증 치료를 잘할 수 있는 잘 훈련된 전문 의료진이 운영하는 클리닉을 방문하는 것이 중요하다.

8) Partial hysterectomy

(1) Definition

Hysterectomy is the surgical removal of all or part of the uterus. In a total hysterectomy, the uterus and cervix are removed. In some cases, the fallopian tubes and ovaries are removed along with the uterus, which is a hysterectomy with bilateral salpingo-oophorectomy. In a subtotal hysterectomy, only the uterus is removed. In a radical hysterectomy, the uterus, cervix, ovaries, oviducts, lymph nodes, and lymph channels are removed. The type of hysterectomy performed depends on the reason for the procedure. In all cases, menstruation permanently stops and a woman loses the ability to bear children.

(2) Procedure

There are two ways that hysterectomies can be performed. The choice of method depends on the type of hysterectomy, the doctor's experience, and the reason for the hysterectomy.

Abdominal Hysterectomy

About 75% of hysterectomies performed in the United States are abdominal hysterectomies. The surgeon makes a 4-6in (10-15cm) incision either horizontally across the pubic hair line from hip bone to hip bone or vertically from navel to pubic bone. Horizontal incisions leave a less noticeable scar, but vertical incisions give the surgeon a better view of the abdominal cavity. The blood vessels, fallopian tubes, and ligaments are cut away from the uterus, which is lifted out.

Abdominal hysterectomies take from one to three hours. The hospital stay is three to five days, and it takes four to eight weeks to return to normal activities.

The advantages of an abdominal hysterectomy are that the uterus can be removed even if a woman has internal scarring (adhesions) from previous surgery or her fibroids are large. The surgeon has a good view of the abdominal cavity and more room to work. Also, surgeons tend to have the most experience with this type of hysterectomy. The abdominal incision is more painful than with vaginal hysterectomy, and the recovery period is longer.

Vaginal Hysterectomy

With a vaginal hysterectomy, the surgeon makes an incision near the top of the vagina. The surgeon then reaches through this incision to cut and tie off the ligaments, blood vessels, and fallopian tubes. Once the uterus is cut free, it is removed through the vagina. The operation takes one to two hours. The hospital stay is usually one to three days, and the return to normal activities takes about four weeks.

The advantages of this procedure are that it leaves no visible scar and is less painful. The disadvantage is that it is more difficult for the surgeon to see the uterus and surrounding tissue. This makes complications more common. Large fibroids cannot be removed using this technique. It is very difficult to remove the ovaries during a vaginal hysterectomy, so this approach may not be possible if the ovaries are involved.

Vaginal hysterectomy can also be performed using a laparoscopic technique. With this surgery, a tube containing a tiny camera is inserted through an incision in the navel. This allows the surgeon to see the uterus on a video monitor. The surgeon then inserts two slender instruments through small incisions in the abdomen and uses them to cut and tie off the blood vessels, fallopian tubes, and ligaments. When the uterus is detached, it is removed though a small incision at the top of the vagina.

This technique, called laparoscopic-assisted vaginal hysterectomy, allows surgeons to perform a vaginal hysterectomy that might otherwise be too difficult. The hospital stay is usually only one day. Recovery time is about two weeks. The disadvantage is that this operation is relatively new and requires great skill by the surgeon.

Any vaginal hysterectomy may have to be converted to an abdominal hysterectomy during surgery if complications develop.

(3) Complications

Hysterectomy is a relatively safe operation, although like all major surgery it carries risks. These include unanticipated reaction to anesthesia, internal bleeding, blood clots, damage to other organs such as the bladder, and post-surgery infection.

Other complications sometimes reported after a hysterectomy include changes in sex drive, weight gain, constipation, and pelvic pain. Hot flashes and other symptoms of menopause can occur if the ovaries are removed. Women who have both ovaries removed and who do not take estrogen replacement therapy run an increased risk for heart disease and osteoporosis (a condition that causes bones to be brittle). Women with a history of psychological and emotional problems before the hysterectomy are likely to experience psychological difficulties after the operation.

As in all major surgery, the health of the patient affects the risk of the operation. Women who have chronic heart or lung diseases, diabetes, or iron-deficiency anemia may not be good candidates for this operation. Heavy smoking, obesity, use of steroid drugs, and use of illicit drugs add to the surgical risk.

(출처: Encyclopedia of Surgery)

8) 부분 자궁 수술

(1) 정의

자궁 적출은 수술로 자궁의 일부나 전체를 제거하는 수술이다. 전체 자궁 적출술에서는 자궁과 경부가 제거된다. 어떤 경우에, 자궁과 함께 나팔관과 난관이 제거되기도 하는데 이것은 쌍방의 난관난소 절제술과 함께하는 자궁수술이다. 부분 자궁 적출술에서는 자궁만이 제거된다. 극단적 자궁 적출술에서는 자궁, 경부, 난소, 난관, 림프절 그리고 림프 채널들이 제거된다. 시행되는 자궁 적출술의 유형은 수술 이유에 따라 달라진다. 모든 수술의 경우에, 생리는 영원히 멈추고 여성은 생식 능력을 상실한다.

(2) 수술 절차

자궁적출 수술을 시행하는 데 2가지 방법들이 있다. 방법의 선택은 자궁적출의 유형, 의사의 경험 그리고 자궁수술의 원인에 따라 달라진다.

복부 자궁수술

미국에서 75% 정도의 자궁수술은 복부 자궁수술이다. 외과의는 골반에서부터 음모까지 수평으로 또는 음부에서 배꼽까지 수직으로 4~6인치(10~15cm) 정도 절개한다. 수평 절개의 경우, 상처가 덜 눈에 띄지만 수직 절개가 복강을 더 잘 보여 주기 때문에 외과 의사는 수직 절개를 더 선호한다. 혈관, 나팔관, 인대가 자궁에서 제거된다.

복부 자궁술은 1~3시간가량 소요된다. 병원 입원기간은 3~5일 정도 걸리며 정상적인 활동을 할 수 있게 되기에는 4~8주 정도 소요된다.

복부 자궁술의 장점은 여성 환자가 이전의 수술로 인해 내부 상처가 있거나 섬유종이 클 경우라도 자궁이 제거될 수 있다는 것이다. 또한 외과 의사가 복강을 좀 더 잘 볼 수 있으며 수술을 하기에 좀 더 여유롭다. 또한 외과 의사들이 이 수술에 경험이 좀 더 많다. 복부 절개는 질자궁 적제술보다 통증이 심하며 회복 기간도 좀 더 길다.

질자궁 적제술

질자궁 적제술을 위해 외과의는 질 윗부분 근처를 절개한다. 이 절개를 통해 외과의는 인대, 혈관, 나팔관을 제거한다. 자궁이 절개되면 질을 통해 제거된다. 수술은 1~2시간 정도 소요된다. 병원 입원기간은 1~3일이며 정상 생활로 복귀하는 데 4주 정도 걸린다.

이 수술의 장점은 상처와 통증이 거의 없다는 것이다. 단점은 외과 의사가 자궁과 주변의 조직을 보는 것이 쉽지 않다는 것이다. 이것 때문에 합병증이 발생할 수 있다. 그리고 큰 섬유종은 이 수술로 제거될 수 없다. 질자궁 적제술을 하는 동안 난소 제거가 어렵다. 그래서 난소가 관련된 경우, 이 방법은 가능하지 않다.

질자궁 적제술은 복강경으로 시행된다. 이 수술로 작은 카메라가 달린 튜브가 배꼽의 절개 부분으로 들어간다. 이것은 의사가 자궁을 비디오로 볼 수 있게 해준다. 외과의는 두 개의 얇은 도구를 복부의 작은 절개 부위로 집어넣어 혈관, 나팔관, 인대를 절개하는 데 이용한다. 자궁이 분리되면 질의 상단부분에 있는 작은 절개를 통해 제거된다.

복강경 질자궁 적제술은 다소 어려운 수술을 시행할 수 있도록 한다. 입원 기간은 단 하루이다. 회복 기간은 약 2주 정도이다. 이 수술의 단점은 이 수술이 새로운 방법이므로 의사의 숙련된 기술이 필요하다는 것이다.

만약 합병증이 발생하게 되면 질자궁 적제술은 복부 자궁술로 전환된다.

(3) 합병증

다른 큰 수술들처럼 위험이 있기는 하지만 자궁 적제술은 상대적으로 안전한 수술이다. 그러나 예상되는 합병증에는 마취, 내부 출혈, 혈전, 방광 같은 다른 장기에 손상, 수술 후 감염 등이 있다.

자궁 적제술 이후에 보고되는 다른 합병증으로는 성적 충동의 변화, 체중 증가, 변비 그리고 골반통 등이 있다. 난소가 제거되면 안면홍조와 다른 폐경 증상들이 발생한다. 난소를 제거하고 에스트로겐이라는 여성 호르몬 대체 치료를 받지 않는 여성은 심장병과 골다공증(뼈가 부서질 듯이 약해지는 상태)에 걸릴 위험이 높다. 자궁 적출술 이전에 정신적 감정적 문제가 있었던 여성들은 수술후 심리적 어려움을 겪을 것으로 보인다. 만성 심장 질환, 폐질환, 당뇨병, 또는 철분 결핍 빈혈을 앓고 있는 여성들은 이 수술이 적합하지 않다. 흡연자, 비만자, 스테로이드 약 사용자, 불법의약품 사용 등은 모두 수술의 위험을 높일 수 있다.

9) Fertility

(1) Definition

Infertility is defined as the inability to naturally produce an embryo despite trying to conceive for at least one year. This condition can be caused by both male and female factors.

In Vitro Fertilization, or IVF, is a highly sophisticated technique used to assist infertile couples in achieving pregnancy.

(2) Procedure

The testicles of adult men produce about half a billion sperm each day. By contrast, a woman's ovaries are stimulated to grow only a few eggs each month. Usually, only one of these eggs reaches maturity and is able to be fertilized.

Fertilization can only occur during ovulation; the time in a woman's monthly cycle where the mature egg is released from the ovary and travels through the fallopian tube. For conception to occur, one sperm must fertilize the mature egg while in the fallopian tube. The fertilized egg must then implant in the uterus, thereby creating an embryo.

In a typical IVF procedure, a woman is first treated with fertility drugs to stimulate the production of numerous mature eggs. Once these eggs have matured, a needle is inserted through the vagina to remove the eggs. The eggs are then placed in a specially-prepared laboratory dish.

After a process called sperm washing, sperm are mixed with the retrieved eggs. This can be achieved by using another needle to inject the sperm into the nucleus of an egg. Or the sperm can be placed with the eggs in the special laboratory dish. A sign that fertilization has occurred is when the eggs begin to cleave, or divide, into multiple cells. Embryos need to be placed in the uterus approximately 72 hours after fertilization.

For the embryo transfer procedure, a flexible tube, called a catheter, is inserted into the vagina, through the cervix and into the uterus. The embryos are placed in the uterus via the catheter. Additional medications may be given to improve the likelihood of the embryos implanting in the uterus. In order to increase the chance for a successful pregnancy, more than one embryo is usually transferred. This can sometimes result in multiple births.

(출처: youtube.com)

(3) Complications

The risks associated with in vitro fertilization include the possibility of multiple pregnancy (since several embryos may be implanted) and ectopic pregnancy (an embryo that implants in the fallopian tube or in the abdominal cavity outside the uterus). There is a slight risk of ovarian rupture, bleeding, infections, and complications of anesthesia. If the procedure is successful and pregnancy is achieved, the pregnancy carries the same risks as any pregnancy achieved without assisted technology.

9) 불임 클리닉

(1) 정의

불임은 최소 1년 동안 임신을 하려고 노력하였으나 자연적으로 배아를 생산하지 못하는 것을 의미한다. 이 상태는 남성과 여성 모두에 의해 발생한다.

인공수정(IVF)은 불임 부부가 임신을 할 수 있도록 돕는 데 이용되는 정교한 의료 기술이다.

(2) 수술 절차

성인 남성의 생식기는 하루에 5억 개 정도의 정자를 생산한다. 그러나 반대로 여성의 난자는 매월 2~3개의 난자만을 성장시키도록 자극된다. 주로 이 난자 중 하나만이 성숙에 도달하며 수정된다.

수정은 배란 기간에 이루어진다. 이 시기에 성숙한 난자가 난소에서 배출되고 나팔관을 통해 돌아다닌다. 임신이 이루어지면 나팔관에서 한 정자가 성숙한 난자와 수정한다. 수정된 세포는 자궁에 이식되고 배아를 만들어 낸다. 전형적인 인공수정술에서 여성은 많은 난자를 만들어 내도록 불임약으로 치료한다. 난자가 일단 성숙하면 주사를 넣어 질을 통해 난자를 빼낸다. 이 난자들은 특별히 준비된 시험관에 넣어진다.

정자 세척이라고 불리는 과정 이후, 정자는 빼내어진 난자와 섞인다. 이것은 정자를 난자의 핵으로 주입함으로써 이루어진다. 또는 정자는 난자와 함께 특별 시험관에 넣어진다. 난자가 분열을 시작하여 많은 세포로 나뉘면 수정이 이루어졌다는 신호이다. 배아는 수정 후 약 72시간 정도 후 자궁 안에 이식된다.

배아 이식 수술을 하는 동안 카테터라는 유동적 튜브가 경부와 자궁을 통해 질 안으로 삽입된다. 이 배아는 카테터를 통해 자궁에 안착한다. 자궁 안에 배아가 잘 이식되도록 추가로 약이 투여된다. 성공적인 임신 기회를 증가시키기 위해 한 개 이상의 배아가 이식된다. 이로 인해 때때로 쌍둥이 임신이 발생한다.

(3) 합병증

인공수정과 연관된 위험은 쌍둥이 임신의 가능성(여러 배아가 이식되기 때문)과 자궁 외 임신(배아가 나팔관이나 자궁 밖의 복강에 이식됨)이다. 난소 파열과, 출혈, 감염 그리고 마취 합병증 등이 있다. 수술이 성공하여 임신이 되면 이때부터는 보조 기술 없이 이루어진 자연 임신 상태에서 발생할 수 있는 여러 위험들이 똑같이 존재한다.

10) Cosmetic dentistry

What are "dental veneers?"

Dental veneers are a covering of the outside of the tooth, much like a veneer on wood. The dental veneer will be between half a millimeter or more in thickness and will allow the dentist to change the shape, the color and the size of the teeth, and make a wonderful smile.

What is the difference between "porcelain" and "resin" veneers?

The major difference between porcelain and resin veneers has to do with the properties of the two types. Porcelain veneers are laboratory processed and are glazed, and relatively non-porous so that they will not stain. Resin veneers, by their very nature, have large pores, and will stain over time and change their color. Plus these veneers are more susceptible to abrasion from a toothbrush.

Why would I want dental veneers?

Dental veneers are an excellent solution if you want to change the color of your teeth, or the shape of your teeth, or the size of your teeth. They are also useful if you want to close spaces between your teeth, or if you want to change your teeth from crooked to straight. Dental veneers can take care of all of this, in as little as two and a half weeks, which is a lot less time than orthodontia which could last 2 to 3 years and never change the color of your teeth.

What is the procedure for getting dental veneers?

You've decided you are not happy with your smile and you think that dental veneers are the solution for you. So you go to the dentist and you consult with him as to what can be accomplished with these dental veneers. You may want to change the size, the shape, or the color of your teeth. You may want to rid yourself of spaces between your teeth. You and the dentist will go over the shape that you feel and he feels would look best in your mouth. He will then create a mock up in wax of what you want them to look like. Once this is produced the dentist will prepare your teeth by trimming off some of the enamel. Then, he'll take an impression of that. And then when he is finished with that he will make temporaries for you in the shape of the mock up that the two of you have decided is best for you. Very often you can often feel on the model does not look the way you intended in your mouth. So you'll come back two days later and make some modifications so that the smile you want is the one you are going to get.

Is the preparation for a dental veneer painful?

The preparation for a dental veneer should not be painful. Having dental veneers should be the same as having a filling placed in your tooth. And in the same way as when you have your filling placed and the dentist numbs your tooth, he will numb your tooth before placing the dental veneer. You will stay numb for a while afterwards. The dentist, after he takes the impression, will place temporaries on your teeth, and the temporaries will protect your tooth during the time that the porcelain veneer is fabricated by the laboratory.

How long will it take to attach dental veneers?

So here you are in your temporaries and you are ready to have your final veneers placed. The dentist will numb you up, take off the temporaries, and bond the permanent dental veneers into your mouth, so that you have a wonderful smile. If you have somewhere between 6 and 8 dental veneers it should take about an hour and a half to two hours, for the entire bonding procedure.

What is the recovery time for dental veneers?

Dental veneers are much like a filling, in that after the filling is placed, and after the dental veneers are placed, you may have a period of a week or so when you have some sensitivity to cold. This is very normal and will pass. There is some getting used to of the shape of the dental veneers, because you started with teeth that were not the way you wanted them to be. If your teeth were very crooked, the way your teeth touched your lip when they were crooked will be very different from the way they touch your lip when they're nice and straight. Also, your speech pattern may be a little different if the teeth have been lengthened with the dental veneers. So, veneers will take some getting used to, but most people accommodate to this very rapidly.

What are the advantages and disadvantages of dental veneers?

The main advantage of a dental veneer is that you can change the shape, color, and size of your teeth within a two and a half week period. If you had to go through orthodontia to move these teeth around, it could take from two to three years, plus the fact that you'd have to wear some type of braces during that time, and many adults are not comfortable with that type of process. The veneers will then be placed on your teeth and are relatively stain-resistant compared to your natural teeth. The disadvantage is that you have had a surgical procedure, and any time you have a surgical procedure, things are not quite the way they were before. However, that's why you did this to begin with, so I think, on the whole, there are very few reasons not to have veneers.

How long do dental veneers last?

Your new dental veneers should last between 1 and 2 years. And it will vary depending upon how you treat them. If you chew on gravel, they are not going to last as long as if you chew on food. Also, the more you do in the way of maintenance, the longer they are going to last. If you visit your dentist regularly so that he can attend to minor things that crop up, from a bite standpoint, and from a hygiene standpoint, your dental veneers would last much longer than if you did not have the care for them.

(출처: Videojug)

10) 치아 성형

치아 라미네이트는 무엇인가

치아 라미네이트는 나무 외부에 라미네이트를 씌우는 것처럼 치아 외부를 감싸는 것이다. 치아 라미네이트는 0.5mm에서 약간 더 두껍게 시술되어 치아의 형태, 색, 크기를 바꾸어 멋진 미소를 만들어 낸다.

도자기 치아 성형과 레진 성형의 차이는 무엇인가

도자기와 레진의 차이는 두 가지 유형의 특질과 관계있다. 도자기 치아 성형은 실험실에서 진행되어 광택이 나며 상대적으로 구멍이 없어 얼룩이 지지 않는다. 레진 성형은 특질상 큰 구멍이 많아 시간이 지나면 얼룩이 생기거나 변색된다. 게다가 이 방법은 양치로 인한 마모에 민감하다.

치아 성형을 원하는 이유가 무엇인가

치아의 색, 모양, 크기를 바꾸고 싶다면 치아 성형이 가장 좋은 해결책이다. 치아 사이의 공간을 메우거나 구부러진 치아를 똑바로 바꾸고 싶다면 아주 유용하다. 치아 성형은 이 모든 것을 고칠 수 있으며 시간은 2주에서 2주 반 정도 걸려 2~3년 정도 걸리는 보철 치료보다 시간도 적게 들고 변색도 일어나지 않는다.

치아 성형 절차는 무엇인가

환자가 자신의 미소에 만족하지 못하고 치아 성형이 해결책이라고 생각한다면 결심을 하게 된다. 환자는 치과를 방문해 이 성형으로 무엇을 성취할 수 있는지 상담한다. 치아의 크기, 모양, 색을 바꾸고 싶을지 모른다. 치아 사이의 공간을 제거하고 싶을지도 모른다. 환자와 치과 의사는 환자가 원하는 모양, 구강에 제일 잘 어울리는 모양에 대해 논의할 것이다. 의사는 환자가 원하는 모양대로 틀을 뜰 것이다. 이것이 진행되면 의사는 에나멜을 다듬어 치아를 준비할 것이다. 그러고 나서 의사는 치아의 인상을 뜰 것이다. 그리고 이 일이 끝나면 의사는 치아 본이 잘 맞는지 임시로 시술해 볼 것이다. 종종 발생하는 일인데 모형은 좋아 보였으나 실제 구강에 맞지 않는 경우도 있다. 이 경우, 2일 후 다시 병원을 방문해 약간의 수정을 하면 원하는 미소를 얻을 수 있다.

치아 성형에 통증이 있는가

치아 성형의 준비 과정은 전혀 통증이 없다. 치아 성형은 치아에 충전제를 넣는 것과 같다. 충전제를 넣을 때 의사기 마취하는 것과 같은 방식으로, 치아 틀을 넣을 때 마취시킬 것이다. 그 후에도 한동안 감각이 없을 것이다. 치아 본을 뜬 후 치과 의사는 치아에 임시로 틀을 씌우는데 이 임시 틀은 도자기 틀이 치공과에서 만들어지는 동안 치아를 보호해 줄 것이다.

치아 라미네이트를 붙이는 데 걸리는 시간은 얼마인가

임시 틀을 하고 마지막 시술을 해야 할 상태라면 의사는 다시 마취를 하고 임시 틀을 벗겨내고 멋진 미소를 위해 영구적인 틀을 씌울 것이다. 6~8개의 치아 시술을 한다면 전체를 묶는 작업에 1시간, 1시간 반에서 2시간 정도 소용될 것이다.

치아 성형의 회복 기간은 얼마인가

치아 성형은 충전제와 유사하다. 충전제가 삽입된 후처럼, 치아 성형 틀이 씌워진 후 1~2주간은 차가운 물질에 민감하다. 이것은 매우 정상적인 현상이며 곧 없어질 것이다. 처음부터 환자가 원하는 방식으로 치아가 되지 않기 때문에 새 모양에 적응하는 시간이 필요하다. 치아가 구부러져 있었을 때 치아가 입술을 건드리던 방식과 치아가 고르게 되면서 건드리는 방식은 다르다. 또한 치아 성형으로 치아가 길어지면 말하는 패턴도 약간 달라질 것이다. 그래서 치아 성형 틀은 적응기간이 필요하긴 하지만 대부분은 빨리 적응한다.

치아 성형술의 장점과 단점은 무엇인가

치아 성형술의 장점은 2주에서 2주 반이면 치아의 모양, 색, 크기를 바꿀 수 있다는 것이다. 치아를 바꾸기 위해 보철을 한다면 3년 정도 시간이 걸릴 것이며 그 기간 동안 보철을 끼고 있어야 하므로 성인들은 이 과정을 상당히 불편해 한다. 이 치아 성형은 치아에 씌어져 자연 치아와 비교해 상대적으로 오염이 방지된다. 단점은 수술 과정을 거쳐야 하며 수술 전의 상태와 같지 않다는 것이다. 그러나 이것이 바로 시술을 하는 이유이며 치아 성형을 하지 않을 이유는 없다.

치아 성형의 유지 기간은 얼마인가

치아 성형은 1~2년 유지된다. 유지 기간은 관리를 어떻게 하느냐에 달려 있다. 단단한 물질을 씹는다면 음식만을 씹을 때처럼 길게 유지되지는 않을 것이다. 유지 관리를 잘한다면 더욱 오랫동안 유지할 수 있다. 치과를 정기적으로 방문하면 씹는 과정이나 위생 상태로 인해 발생하는 작은 부작용 등이 있는지 확인할 수 있으며 굳이 관리를 하지 않아도 치아 성형이 오래 유지될 수 있다.

16. Post-operative Care

Postoperative care begins in the recovery room and continues throughout the recovery period. Critical concerns are airway clearance, pain control, mental status, and wound healing. Other important concerns are preventing urinary retention, constipation, deep venous thrombosis, and BP variability (high or low). For patients with diabetes, plasma glucose levels are monitored closely by fingerstick testing every 1 to 4 h until patients are awake and eating because better glycemic control improves outcome.

Dialogue with Guardian (Family)

Nurse: The surgery went well. Don't worry. We are going into the recovery room. Patient will recover from anesthesia there.

Family: Thank goodness!

Nurse: When will he come out of anesthesia?

Family: Around an hour, he will be OK.

(an hour later)

Patient: Ah …

Nurse: Can you hear me?

Patient: Ah …

Family: What can I do for him? He seems painful.

Nurse: He will. He is coming round so he can feel pain.
Press this button so that painkiller will work immediately.

Family: Oh, I see.

Nurse: Mr. Green? Can you hear me? Can you move your finger?
You are OK. The operation has been done successfully.

Family: Yes, you are OK. Well done.

The Pain

Patient: Nurse!

Nurse: What's wrong?

Patient: The wound area is so painful. It hurts a lot.

Nurse: OK. Calm down. Let me take a look at it.

Patient: Give me an injection. Please stop the pain.

Nurse: I'll call the doctor on call.

Patient: Oh, I see.

Doctor: What's the matter?

Patient: I feel throbbing pain here. It hurts a lot.

Doctor: Let me look at it. Um.. the wound area is okey.
I will give you an injection. It will relieve your pain.

Patient: OK. Thanks.

Diet Instruction

Nurse: Good morning, Mr. Green. How are you today?

Patient: I am fine but I am very weak.

Nurse: Because you are on a liquid diet yet. You will be given normal diet depending how you feel.

Patient: Good to hear that.

Nurse: Yeah. Drink water a lot but not too cold.

Patient: Oh, I see.

Nurse: Of you follow instructions exactly, you will get better soon.

Dressing

Nurse: Good morning Mr. Jackson. I came to check on your dressing.

Patient: Oh, Isn't it hurt?

Nurse: Maybe it hurts a little bit.

Patient: I am scared.

Nurse: Don't worry. It will be easy.

Patient: Thanks.

Nurse: Let me take the tape off your dressing. Please tell me if you feel pain.

Patient: Ouch!

Nurse: Well, the wound looks fine. No infection except some discharge.

Patient: Good.

Nurse: I am going to disinfect the scar and then you will feel sting.

Patient: Ouch!

Nurse: Well done. I will put a new dressing on.

Patient: Thank you.

Post Operative Exercise

Doctor: Good morning, Ms. Hyden. How are you feeling?

Patient: Not bad except the pain.

Doctor: The pain will last for a few days. You don't have to put up with the pain. Whenever you feel pain, push the button so that pain reliever can be injected.

Patient: OK, I see.

Doctor: Well now you should start move. Light exercise helps you to pass gas sooner.

Patient: What kind of exercise do I should do?

Doctor: Walking is the best. Just walk around the hall.

You have to be careful though. Walk with your family or guardian.

Patient: I see. Thanks.

17. Education on the Lifestyle for the Patients

1) Sleeve gasterctomy

Doctor: Hello, Ms. Keith. How are you today?

Patient: Good. I am getting better.

Patient: Perfect. I think you can leave the hospital a few days later. So, I came to give you some instructions on your diet after discharge.

Patient: Oh, I am happy to hear that.

Doctor: Yeah, You must follow these instructions so as to keep your health. You need to change your lifestyle.

Patient: I see. So what do I have to do?

Doctor: OK. First, I recommend staying on a soft diet for three to four weeks. Soft, poached eggs, low-fat cottage cheese, sugar-free pudding, oatmeal, grits and applesauce are all fine to eat during that period. Meats and cooked vegetables should be pulsed in a blender until soft. The amounts of food you can eat after the sleeve gastrectomy are still limited—between 1/4 and 1/2 cup of bread and cereal, fruit and vegetables. Proteins are limited to 1/2 to 3/4 cup per day, while dairy intake should stay between 3/4 and 1 cup of milk, cheese or yogurt. Drink at least six to eight 8-ounce cups of water, unsweetened juice or sugar-free drinks.

Based on your success with the soft diet, you can begin experimenting with solid foods. Lean proteins, vegetables and fruits, and whole grains should be staples of this diet. Avoid foods that are high in fat or sugar.

And now I will tell you the food you should avoid.

Raw fruits and vegetables should be avoided. vegetables without seeds or skins. In addition, you should avoid high-sugar foods including many sweets, honey, jelly, candy, cookies and soft-drinks. These are the lists of the food you should avoid: all fried meats, luncheon meats, bacon and other high-fat meat, alcohol, fruit juices and beverages containing caffeine, etc.

And you have to start slowly and gradually eating more until you're able to tolerate it when introducing a new food. Finally, you have to work out regularly.

Do you have any questions?

Patient: No, I will keep your advice.

(출처: 의사의 처방은 Livestrong.com&eHow.com)

Vocabulary

poach: 데치다
grits: 거친 곡물
pulse: 갈다, 빻다
Lean proteins: 의존성 단백질
staples: 주요 식사

2) Colorectal surgery

Doctor: Hello, Ms. Keith. How are you today?

Patient: Good. I am getting better.

Doctor: Perfect. I think you can leave the hospital a few days later. So, I came to give you some instructions on your diet after discharge.

Patient: Oh, I am happy to hear that.

Doctor: Yeah, You must follow these instructions so as to keep your health. You need to change your lifestyle.

Patient: I see. So what do I have to do?

Doctor: You will need to slowly introduce foods back into your diet to see how your digestive system handles them. You stick to a low-fiber diet for the first six weeks to limit the number of bowel movements produced. I recommend eating easily digestible foods if you're having such effects; these include apple sauce, potatoes, yogurt, bananas, white rice and plain toast. Foods like strawberries, blueberries, and raspberries can provide the body with antioxidant protection as well as B vitamins.

Diarrhea is a common side effect of colon cancer surgery, so patients should eat foods like applesauce or steamed rice can help to alleviate the problem, especially in the days and weeks that follow the operation.

Seeking medical advice is also important if you have watery diarrhea, fever, continual stomach distress or unrelenting abdominal pain as these may signal an infection.

3) Total hip replacement

Doctor: Hello, Ms. Keith. How are you today?

Patient: Good. I am getting better.

Doctor: Perfect. I think you can leave the hospital a few days later. So, I came to give you some instructions on your diet after discharge.

Patient: Oh, I am happy to hear that.

Doctor: Yeah, You must follow these instructions so as to keep your health. You need to change your lifestyle.

Patient: I see. So what do I have to do?

Doctor: Exercise is important to post-operative care. You may use crutches, a walker or cane for balance but not to support you. For the first week, range-of-motion exercises, as well as straight leg lifts and foot extensions, are encouraged and may be started the evening of surgery. However, you are advised not to overexert yourself.

Abduction adds flexibility to your affected hip and helps to prevent stiffness. While lying flat in bed, slide your affected leg out to the side as far as you can without causing pain and then back again. Repeat this movement 10 times, up to four times a day.

While standing, support your body by holding onto a chair or another stable object. Slowly lift your affected leg back as far as you can and hold for three seconds. Return to starting position and repeat 10 times. Repeat this exercise up to four times a day.

Knee extensions strengthen your thigh and hip muscles. While sitting in a chair, lift your affected leg, straighten it and hold for three seconds. Slowly lower your leg and repeat. Perform this exercise 10 times, up to four times a day.

The buttock squeeze strengthens and tones your hips. While lying in bed, with your legs shoulder-width apart, contract your buttock muscles and hold for three seconds and release. Repeat this exercise 10 times, up to four times a day.

Finally I will tell you the movements you should avoid:

Do not bend forward to reach your feet. You must maintain a 90-degree angle between your torso and thigh.

Do not lift your knee higher than your hip on the operated side. Do not cross your legs.

Do not allow your legs to internally rotate (feet turned in).

Do not twist while lying or standing.

Sleep on your back with a pillow between your knees to prevent crossing.

Vocabulary

abduction: 외전[근육 등의 외전(外轉)]
tones: 긴장 상태
buttock muscle: 엉덩이 근육

4) Total knee replacement

Doctor: Hello, Ms. Keith. How are you today?

Patient: Good. I am getting better.

Doctor: Perfect. I think you can leave the hospital a few days later. So, I came to give you some instructions on your diet after discharge.

Patient: Oh, I am happy to hear that.

Doctor: Yeah, You must follow these instructions so as to keep your health. You need to change your lifestyle.

Patient: I see. So what do I have to do?

Doctor: Perform a variety of isometrics which help strengthen your muscles, supporting your knee replacement. First, strengthen your leg muscles through isometrics in order to begin any flexibility exercises involved during the recuperation process. Exercises can be done while sitting or lying down on a soft surface such as your bed or sofa.

Tighten your quadriceps. While sitting on a comfortable surface, extend your affected knee in front of you, straightening it as much as possible. Squeeze your quadriceps (thigh muscles). Hold for a couple of seconds.

A variation on this isometric exercise involves you putting a rolled-up towel underneath your affected knee. Tighten your quadriceps. Attempt to lift your lower leg.

You can also do a isometric leg lift. Lay on your back with your legs extended. Lift your knee replacement leg so that the heel is 12 inches off the surface. Keep your leg straight. Hold for 10 seconds. Slowly lower your leg.

Tighten your buttocks. While either laying down or sitting on a comfortable surface, squeeze your butt (glutes) muscles together. This can be done throughout the day.

Second, start walking. The day after your knee replacement, you will be up and walking to use all your leg muscles. It is one of the best exercises you can do. Use a walking aid such as a walker or crutches. As you progress and have increased your balance, you can rely on a cane or one crutch. Do this until you feel comfortable enough to support your body weight with your affected knee. At that point, you can walk unassisted. Walking helps you develop a normal gait and strengthens the muscles surrounding your knee replacement. Start out slowly for only a few minutes. As you feel comfortable, increase your time.

I recommend riding a stationary bike. Stationary bikes are notable for helping increase your knee replacement's knee flexibility and mobility. Start out with only a couple of minutes with no resistance (tension). Gradually increase your duration and resistance.

Vocabulary

isometrics: 같은 크기의
recuperation: 회복
quadriceps: 사두근
duration: 내구적 힘

5) Spinal fusion

Doctor: Hello, Ms. Keith. How are you today?

Patient: Good. I am getting better.

Doctor: Perfect. I think you can leave the hospital a few days later. So, I came to give you some instructions on your diet after discharge.

Patient: Oh, I am happy to hear that.

Doctor: Yeah, You must follow these instructions so as to keep your health. You need to change your lifestyle.

Patient: I see. So what do I have to do?

Doctor: Start with walking or swimming following surgery. Walking enhances spinal fusion, helping your bones to grow together faster. Swimming is another low-impact exercise that supports your back and also burns calories.

Perform regular stretches to maintain range of motion and flexibility in the spine. Stretching examples include lying on your back and lifting one leg toward your torso and holding the stretch for 30 seconds. Switch to the opposite leg to repeat the stretch. Repeat this three times and do two stretching sessions per day.

And then sit on a chair and extend one leg, pointing your toes. Lean slightly forward to feel the stretch in the back of your thighs. Perform three repetitions on each leg.

And use resistance bands to strengthen your back. Wrap your resistance band around your back, grasping it with both hands.

Extend one arm forward as if you are punching and then curve around to touch your opposite shoulder. Repeat two to three times, then perform on the opposite side.

Finally, increase the duration of your cardiovascular exercise sessions as your back increases in strength. You also can add other exercises to your routine. These include using an elliptical machine, riding a bicycle or taking a yoga class.

Vocabulary

lean forward: 앞으로 숙이다
grasp: 잡다
elliptical: 일립티컬 기계(자전거 운동 기구)

6) Rhinoplastic surgery

Doctor: Hello, Ms. Keith. How are you today?

Patient: Good. I am getting better.

Doctor: Perfect. I think you can leave the hospital a few days later. So, I came to give you some instructions on your diet after discharge.

Patient: Oh, I am happy to hear that.

Doctor: Yeah, You must follow these instructions so as to keep your health. You need to change your lifestyle.

Patient: I see. So what do I have to do?

Doctor: Stay hydrated. Drink water a lot.
Use cold compresses to reduce swelling.
Rest as often as possible.
Avoid strenuous activities and exercise.

7) Fertility

Doctor: Hello, Ms. Keith. How are you today?

Patient: Good. I am getting better.

Doctor: Perfect. I think you can leave the hospital a few days later. So, I came to give you some instructions on your diet after discharge.

Patient: Oh, I am happy to hear that.

Doctor: Yeah, You must follow these instructions so as to keep your health. You need to change your lifestyle.

Patient: I see. So what do I have to do?

Doctor: Avoid intercourse between partners for at least a week after the procedure has been completed. This is to help prevent vaginal infection and help a woman's ovaries heal after her eggs have been harvested.

You have to avoid lifting items during the two-week wait to find out if she is pregnant. Heavy lifting may strain abdominal muscles that have been stressed by the IVF procedure.

You should not take baths during the two-week wait. A bath may introduce a foreign substance into the vagina and potentially cause infection that may lead to miscarriage.

You are also advised to avoid douching.

After ovulation, the body produces progesterone. Progesterone can help a woman maintain a pregnancy. I will prescribe artificial progesterone in suppository or injection form to help make sure that appropriate levels of the hormone are maintained during this time. The injections will continue until the twelfth week of pregnancy, when a woman's body begins producing enough of the hormone on her own.

You should not do heavy exercise in the aftermath of an IVF procedure. Women are advised to do light exercise such as walking rather than running. I suggest that women spend a day after the procedure on light bed rest, rising only to go to the bathroom.

Vocabulary

miscarriage: 유산
artificial progesterone: 인공 황체 호르몬

8) Cosmetic dentistry

Doctor: Stay away from red wine, coffee, soda, tea, and tobacco use for a while for the best results. Certain medications also have a tendency to cause discoloration of the teeth. Be sure to tell your dentist which medications you are taking.
You should brush and floss your teeth daily.
It is recommended that you visit the dentist every six months for a routine dental exam and thorough cleaning.

18. Discharge Summary

Donaldson, Gayle

4903982

David Hammett, MD

June 10, 20

DISCHARGED

June 14, 20

DIAGNOSIS

1. Atrophic gastritis
2. Irritable bowel syndrome

OPERATION

Esophagogastroduodenoscopy 6/11

This 78-year-old white female was admitted for evaluation of abdominal pain, nausea, and vomiting and reports of coffee-ground emesis. Several weeks ago she was evaluated at the Danielson Hospital for similar symptoms and was told she had several ulcers in her distal esophageus and that she would require surgery. She was subsequently started on medications however, she was told that she might have to have surgery. She did fairly well after the initiation of medication; but over the three days prior to admission she had increasing left upper quadrant discomfort along with nausea vomiting and hematemesis. She also gives history of 35 pound weight loss over the last 18 months. In October, 1990, she underwent evaluation at Speed Hospital and was found to have erosive gastritis with duodenitis as well as reflux esophagitis

She also had some left upper quadrant pain at that time which was attributed to some postherpes zoster neuritis. The patient has previously had cholevystectomy and appendectomy.

Physical exam on admission showed multiple well-healed abdominal scars. No masses were palpable. There was some mild discomfort in the left upper quadrant on palpation and bowel sounds were normal.

Page 2

LABORATORY DATA ON ADMISSION

Hemoglobin 13.87 WBC 8000, Urinalysis showed 3+protein with 1 to 3 RBCs/HPF. SMAC was normal except for slight elevation of BUN at 38.

HOSPITAL COURSE

The patient underwent EGD by Dr. Andrew Friend on June 11 with findings of some mild erythema in the prepylric area. CT scan of the abdomen was normal. Serum Gastrin was slightly elevated at 256 and gastric analysis was done which showed basal of 0.3mEq/hr which was quite low, maximal acid output 7.1 which is also low, and peak acid output of 10mEq/hr. The Zantac had been discontinued about 24 hours prior to gastric analysis. Lactoes tolerance test was done and this showed normal curve. Barium enema was done which was grossly normal.

DISCHARGE SUMMARY

Patient Name: Donaldson, Gayle

Hospital No: 4903982

June 14, 20 -

My impression is that patient has elements of atrophic gastritis. She was started on Reglan while in the hospital and has shown marked improvement with regard to her nausea and abdominal discomfort. I suspect that she has some element of irritable bowel syndrome, and we are instituting high-fiber diet and continuing Reglan and Zantac. She has been instructed to continue bland diet and to add additional foods one at a time. She is to return to my office in three weeks for followup.

MEDICATION AT TIME OF DISCHARGE

1. Zantac 150mg p.o.b.i.d.
2. Reglan 10mg p.o.a.c. and h.s.
3. Restoril 30mg h.s.p.r.n.sleep
4. Darvocet-N 100 1 q.4h.p.r.n.pain

Electronically signed by
David Hammett, MD 6/16 −6:20 P.M

David Hammett, MD/ds
DD: 6/14−2:45 P.M. DT: 6/14−5:15 P.M. DOC#:1284954

출처: Forrest General Medical Center, Donna L. Conerly-Stewart, Wanda L. Lott, 2003, pp.16-17

18. 퇴원 서류

Donaldson, Gayle
4903982
David Hammett, MD
June 10, 20

퇴원
2000년 6월 14일

진단
1. 위축성 위염
2. 과민성 대장 증후군

수술
식도-위-십이지장 내시경 6/11

이 78세의 백인 여성은 복부통증, 메스꺼움, 구토 그리고 커피로 인한 구토 증상으로 입원하였습니다. 이 환자는 몇 주 전 다니엘슨 병원에서 이와 유사한 증상으로 진찰을 받았으며 말초 식도에 궤양이 있어 수술을 받아야 한다는 소견을 받았습니다. 환자는 약을 복용하였으나 수술이 필요하다는 의사소견을 받았습니다. 약 복용 후 상당한 호전이 있었습니다. 그러나 입원 3일 전에 구토와 토혈을 동반하면서 왼쪽 상복부에 심한 통증을 느꼈습니다. 그리고 지난 18개월 동안 35파운드의 체중 감소가 있었습니다. 1990년 10월 스피드 병원에서 검사를 받은 적이 있고 그때 미란성 위염과 십이지장염 그리고 역류성 식도염 진단을 받은 적이 있습니다. 당시 복부 상부에 통증이 있었고 이로 인해 대상포진 신경염을 앓았습니다. 이전에 환자는 담낭 절제술과 맹장염 수술을 받은 적이 있습니다.

입원 시 검사는 복부 상처가 잘 치료되었다는 것을 증명하였습니다. 어떤 덩어리도 만져지지 않았습니다. 축지 왼쪽 상부에 약간의 통증이 있으며 장의 소리는 정상입니다.

임상 검사
헤모글로빈 13.87 백혈구 8000, 소변검사-단백질 3+ 적혈구/저혈당유발 호르몬 1에서 3. 단백뇨 38로 약간 높은 것을 제외하고는 SMAC 정상.

페이지 2

병원 코스

6월 11일에 닥터 앤드류 프린드의 지시로 위십이지장경술을 받고 위유문 부위에 약한 염증을 발견하였습니다. 복부 CT 촬영 결과도 정상이었습니다. Serum Gastrin이 256으로 약간 상승하였고 위분석 결과 0.3mEq/hr으로 수치가 낮은 편이며, 최대 위산 배출 7.1로 이 역시 수치가 낮았고 최고 위산 분비는 10.3mEq/hr였습니다. 위분석 24시간 전에 잔탁 복용을 멈추었습니다. 유당 불내증 테스트가 취해졌고 이것 역시 정상이었습니다. 바륨 관장 결과 정상으로 나왔습니다.

퇴원 요약

환자 성명: 게일 도날드슨 (Donaldson, Gayle)

병원 번호: 4903982

2000년 6월 14일

제 소견으로 환자는 위축성 위염입니다. 입원 중 레글란 복용을 하면서 메스꺼움이나 복부 통증 등이 호전되었습니다. 과민성 대장 증후군을 의심했으나 섬유소가 풍부한 식사를 시작하고 레글란과 잔탁을 계속 복용했습니다. 또한 환자분은 담백한 음식 섭취와 한 번에 음식을 조금씩 첨가하는 식이법을 권고 받았습니다. 환자분은 3주 후에 다시 내원할 예정입니다.

처방

1. Zantac 150mg p.o.b.i.d.
2. Reglan 10mg p.o.a.c. and h.s.
3. Restoril 30mg h.s.p.r.n.sleep
4. Darvocet-N 100 1 q.4h.p.r.n.pain

전자 서명

주치의 David Hammett, 6/16－6:20 P.M

David Hammett, MD/ds

DD: 6/14－2:45 P.M. DT:6/14－5:15 P.M. DOC#:1284954

19. Discharge

Tips!

Before leaving the hospital, the patient will receive discharge instructions that should include:

- □ an explanation of the care the patient received in the hospital
- □ a list of medications the patient will be taking (the dosage, times, and frequency)
- □ a list of potential side effects of any newly prescribed medications
- □ a prescription for any newly prescribed medications
- □ when to see the primary care physician for a follow-up appointment
- □ home care instructions such as activity level, diet, restrictions on bathing, wound care, as well as when the patient can return to work or school, or resume driving
- □ signs of infection or worsening condition, such as pain, fever, bleeding, difficulty breathing, or vomiting
- □ an explanation of any services the patient will now be receiving, such as for a visiting nurse, and to include contact information

(출처: Encyclopedia of Surgery)

Dialogue

Doctor: Hi, Jane. I got a good news. You can leave the hospital tomorrow.

Patient: Wonderful!

Doctor: Yes. You need to visit the hospital 2 weeks later. It's for regular treatment.

Patient: OK.

Doctor: The nurse will give you instructions you should follow after discharge and help you to arrange next appointment as well.

Patient: OK. Good.

Nurse: OK, Jane. After discharge, you should be careful not to fall down again. Use walker whenever you walk. When you use bathroom, you should check out whether there is water on the floor.

You had better take your medicine regularly.

Patient: OK, I will.

Doctor: In addition, use ice pack on the operation area so that it can relieve your pain. After several days, you need to exercise when you get enough strong.

Patient: I see.

20. Prescription

◆ Questions about medications

□ Why is this medicine prescribed? How does it work? How long the will the medicine have to be taken?

□ How will we know that the medicine is effective?

□ Will this medicine interact with other medications? Prescription and nonprescription? or herbal preparations that my relative is taking now?

□ Should this medicine be taken with food? Are there any foods or beverages to avoid?

□ Can this medicine be chewed, crushed, dissolved, or mixed with other medicines?

□ What possible problems might I experience with the medicine?
At what point should I report these problems?

□ Will the insurance program pay for this medicine? Is there a less expensive alternative?

□ Does the pharmacy provide special services such as home delivery, online refills or medication review and counseling?

Dialogue

Doctor: Hi, Ms. Green.

Patient: Hi.

Doctor: I'm going to give you a prescription for some medicine to help you get a better.

Patient: Thank you doctor.

Doctor: Let's go over one by one. This pill is for your stomach. Take it three times a day 30 minutes before meals. And this is to reduce your cholesterol level. Take it once a day in the evening.

Patient: Before meal? or after meal?

Doctor: Oh, after meal please.

Patient: I see. How long should I take them?

Doctor: The prescription is for fifteen days. If you feel any inconvenience, I'd like you to come back in at any time.

Patient: OK. Thanks.

21. Follow-up Care

Returning Home After Your Medical Trip

Some procedures and treatments require follow-up care after you return home. Additional procedures, like the removal of stitches and prescription medicines, may be required as part of the recovery process. The following are the steps that you need to perform when you return from your medical trip:

□ If you traveled abroad on your own, you need to get in touch with your local doctor for a follow-up check-up.

□ Prepare all necessary information from the foreign provider that your doctor will need. This includes your foreign provider's contact information.

□ In a similar manner, if you received services from a medical tourism agency, you need to get in touch with their in-house medical staff to render aftercare and other related services. Your information can be easily retrieved from the EMR for their reference.

□ Participate in aftercare programs and other procedures as required by your doctors to achieve continued improvement after surgery or medical treatment. This includes regular consultations with your aftercare doctors at periodic intervals depending on the type of procedure you have undertaken.

(출처: Health-Tourism.com)

21. 사후 관리

의료관광 이후 사후 관리

집으로 귀환 후 몇 가지 절차와 치료가 요구됩니다. 봉합실을 제거하거나 약 처방 같은 추가적 절차들이 회복 과정으로 필요합니다. 다음의 목록은 의료관광 이후 필요한 치료 관련 절차 안내입니다.

□ 단독으로 의료관광을 다녀왔다면 사후 관리 검진을 위해 지역 의사와 연락을 취하십시오.

□ 주치의가 필요로 할 수 있는 정보를 해외 의료진으로부터 모두 준비해 주십시오. 여기에는 해외 의료진의 연락 정보도 포함됩니다.

□ 비슷한 방식으로, 의료관광 에이전시로부터 서비스를 받으셨다면 사후 관리나 이와 관련된 의료 서비스를 위해 기업 내 전문의와 연락을 취하십시오. 환자분의 정보는 EMR에서 쉽게 찾아가실 수 있습니다.

□ 수술이나 의료 치료 이후 건강 개선을 위해 사후 관리 프로그램이나 기타의 과정에 참여하십시오. 환자분이 받으신 치료에 따라 의사와 정기적으로 상담을 하시는 것이 좋습니다.

참고문헌

1. 국내문헌

강지혜, 2004, 『통역의 이해』, 한국문화사.

고유미 외 역, 2007, 『보건·의료인을 위한 그림으로 보는 임상 영어회화』, 의학서원.

국립의료원 간호대학, 2003, 『간호 실무 영어 Ⅱ』, YBM시사.

김대진, 2002, 『국제회의 통역 교육』, 한국문화사.

김우정·최용민, 2010, 「우리나라 의료관광 추진 현황과 성장 전략」, KITA 국제무역연구원.

남성우, 2006, 『통번역의 이해와 수행』, 한국문화사.

박혜주, 2005, 『번역사 인증제와 번역 교육 프로그램 연구』, 한국문학번역원.

______, 2006, 『인증제 기본 모형 개발 연구』, 한국문학번역원.

선경·오동주, 2007, 『의사를 위한 영어회화 표현법 500』, 고려의학.

소윤희, 2008, 『Nursing English for Professonals 외래병동』, 현문사.

______, 2008, 『Nursing English for Professonals 입원병동』, 현문사.

스케라 세이코, 2002, 『통역의 현장에서』, 종합출판.

양선희 외, 2009, 『기본 간호학(하권)』, 현문사.

정명호, 2008, 『외국인 진료를 위한 병원 영어회화』, 전남대학교 출판부.

정호정, 2007, 『제대로 된 통역, 번역의 이해』, 한국문화사.

최정희, 2009, 『간호 영어 회화』, 군자출판사.

캐티 리, 2002, 『캐티 리의 병원 영어회화 첫걸음』, 반석.

클라우디 V. 엔젤엘리(곽중철 역), 2004, 『의료 통역 입문』, 한국외국어대학교 출판부.

2. 국외 문헌

Galina, Bolden B., 2000, "Toward Understanding Practices of Medical Interpreting: Interpreters' Involvement in History Taking," Discourse Studies.

Glenn, Flores et al, 2003, "Errors in Medical Interpretation and Their Potential Clinical Consequences in Pediatric Encounters," American Academy of Pediatrics.

Forrest General Medical Center, Donna L. Conerly-Stewart, & Wanda L. Lott, 2003, *Advanced Medical Transcription Course*, Thomson.

Gleninning, Eric H. & Howard Ron, 2007, *Professonal English in use*, Cambridge UP.

Gleninning, Eric H. & Holmstrom A. S. Beverly, 2005, *English in medicine*, Cambridge UP.

IMIA, 2007, *Medical Interpreting Standards of Practice*, International Medical Interpreters

Association.
Kelly Nataly, 2007, "Interpreter Certification Programs in the U.S. Where are we headed?," The ATA Chronicle January.
McCarter Sam, 2009, *Medicine*, Oxford UP.

3. 언론 매체

about.com
Encyclopedia of Surgery.com
Health-Tourism.com
Livestrong.com & eHow.com
Videojug.com
Youtube.com

지은이 소개

권은경

2000년 2월 한림대학교 영문과 석사학위 취득

2005년 2월 한림대학교 영문과 박사학위 취득 후
동 대학 및 송곡대학, 한림성심대학에서 강의

2009년~현재 한림대학교 의료관광인재양성센터 객원교수
저서 『영어권 의료관광 문화의 이해』

영어권 의료관광 통번역 연습

초판 발행 2012년 1월 27일

지은이 권은경
펴낸이 고화숙
펴낸곳 도서출판 소화
등록 제13-412호
주소 서울시 영등포구 영등포동 7가 94-97
전화 02-2677-5890
팩스 02-2636-6393
홈페이지 www.sowha.com

ISBN 978-89-8410-423-5 93740

값 15,000원

잘못된 책은 언제나 바꾸어 드립니다.